Posturas restauradoras de YOGA

Sandro Bosco

Posturas Restauradoras de YOGA

– Guia de saúde –

PARA INICIANTES E PRATICANTES

MATRIX

Matrix Editora – Tel. (11) 3868-2863
atendimento@matrixeditora.com.br
www.matrixeditora.com.br

Capa:
Daniela Vasques

Fotos:
Edson Kumasaka

Foto do autor:
Roberto Setton

Diagramação:
Fernanda Kalckmann
Alexandre Santiago

Revisão:
Lucrécia Freitas

Desenvolvimento do projeto:
www.orbitas.com.br

Dados Internacionais de Catalogação na Publicação (CIP)
SINDICATO NACIONAL DOS EDITORES DE LIVROS, RJ

Bosco, Sandro
Posturas restauradoras de yoga / Sandro Bosco.
- São Paulo : Matrix, 2012.

1. Yoga. 2. Exercícios físicos. I. Título.

12-3072. CDD: 181.45
CDU: 1(5)

As posturas, orientações e sugestões contidas neste livro são baseadas na experiência do autor como professor de yoga e não substituem a necessidade de acompanhamento médico para os sintomas descritos. As questões relacionadas à saúde requerem supervisão médica. Nem o autor nem o editor podem ser responsabilizados por danos relacionados ao uso indevido das informações e orientações deste livro.

AGRADECIMENTOS

Meus agradecimentos ao Sr. B. K. S. Iyengar, pela valiosa precisão dos seus ensinamentos no universo dos yogasanas e pranayamas, e aos Mestres Siddhas, que me inspiram a conhecer minha verdadeira natureza.

Meus sinceros agradecimentos aos queridos alunos: Fernanda Elmor, pela revisão e sugestões nos textos; Teresa Formenti e Juarez Camargo, pela leitura e observações; Mariza Nakaozi e Fabiana Rodrigues, pelo valioso esforço e contribuição de composição das séries, roteiro fotográfico, direção das fotos e apresentação à editora; Tábita Pacheco, pela digitação; Bia Cattoni, pelo trabalho de pesquisa e compilação; Leila Turgante, pelo cuidado com a maquiagem e o cabelo dos professores de yoga fotografados; aos professores Deni Filetti e Marcos Taschetto, que posaram para as fotos; a Verônica Bilyk, por seu trabalho de relações públicas; e ao amigo e consultor lá no início do projeto, Fred Bilyk.

Um especial obrigado e profundo reconhecimento ao amigo Roberto Straub, por seu imprescindível, incansável e inestimável apoio em todos os momentos e etapas do projeto do livro; e a Alice Martins, uma referência para o dharma, minha querida companheira, que em todos os momentos sempre apoiou e investiu em meu trabalho e em meu sadhana.

A todos, com amor e respeito, a minha maior gratidão.

Sandro Bosco

PREFÁCIO

Este é um livro de posturas restauradoras destinado ao público em geral, praticantes ou não de yoga.

Nesses últimos 40 anos, à medida que o yoga se popularizou, mais e mais professores brasileiros e estrangeiros trouxeram ao Brasil diferentes abordagens ou linhas e sistemas de yoga, o que nos levou do geral para a especialização.

Mas não era assim em 1970, quando comecei a praticar yoga em São Paulo. Na época, pouco ou quase nada se falava das "diferentes linhas de yoga". Yoga era só yoga e pronto.

Eu morava em São Paulo, na Zona Oeste, mas comecei a praticar aulas no bairro de Santo Amaro, Zona Sul, com uma extrovertida senhora descendente de alemães. Ela ensinava posturas – *asanas* – e exercícios de respiração – *pranayamas* – e parecia se divertir bastante com esse trabalho, pois me lembro dela, no final de algumas aulas, pedindo aos alunos que formassem um círculo em pé, com todos de mãos dadas, em uma espécie de giro e roda. Aquilo, de certo modo, no auge de meus 16 anos, era incômodo e embaraçador, afinal, pelos livros que já havia lido, nenhuma prática de yoga incluía aquele tipo de atividade. Mas aquilo me fazia muito bem!

Senti, então, a importância de um professor, com seus direcionamentos e ensinamentos, e percebi que poderia encontrar mais conteúdo naquela prática quando bem orientado – afinal, notei que não poderia prosseguir de modo seguro seguindo apenas os ensinamentos passados pelos livros.

Desde os 11 anos de idade, eu passava maus bocados com colite. Já estava até habituado aos mais diversos tipos de tratamento, desde consultas com os melhores médicos da área gastrointestinal até uma busca por terapias alternativas, passando por dietas como a macrobiótica e outras – todas inócuas.

Tudo que eu comia de diferente me fazia mal, e, pior ainda, isso só aumentava minha insegurança em relação a qualquer tipo de alimento. Talvez já fosse o começo de uma desconfiança crescente em mim de que o problema não era só físico, fazendo brotar, então, a pergunta: será que existe algum problema de fato só físico? Pronto, minha primeira ação yogue meio que espontânea de *svadhyaya* (autoestudo) tinha se iniciado, e os primeiros resultados já começavam a despontar.

Minhas primeiras aulas de yoga, entre os meses de setembro e dezembro, foram boas. Porém, no período entre março e junho de 1971 é que minha prática consolidou-se de fato, trazendo excelentes resultados, inclusive a cura da colite, após cinco anos sofrendo com esse distúrbio.

Nesse mesmo ano iniciei a prática com duas professoras seguidoras do professor francês radicado no Brasil Jean Pierre Bastiou, no Instituto Pramano. As aulas eram ministradas em uma pequena sala na Rua José Maria Lisboa, e foi ali que segui firme com duas aulas por semana.

Foi tudo de que precisei para entender a importância do sistema nervoso na saúde humana e, assim, descobrir que o yoga não trabalhava só o corpo, mas a mente e o corpo em conjunto.

Minha primeira significativa libertação!

Depois de gastarem tempo, esforço e dinheiro com diversos tratamentos comigo, meus pais foram os primeiros a perceber e reconhecer que aquele novo conhecimento – o yoga – me fazia bem. Daí foi fácil conseguir o apoio deles nos cursos que fiz na sequência, os quais me conduziram para aquele amplo universo que se abriu para mim.

Lá fui eu, engatinhando naquele novo saber e percebendo gradativamente que o yoga podia curar não somente o corpo físico, mas também o corpo mental, e curar um por meio do outro.

Que o yoga apoiava a cura e preservava a saúde já estava começando a ficar claro.

Mas como? Essa é uma resposta que não tem fim.

Pratico e ensino yoga há décadas. Yogasanas (posturas), pranayamas (respiração conduzida) e meditação, e isso traz mais e mais respostas. A percepção do caminho para a saúde é uma constante. O que procuro mostrar aos alunos sobre saúde é que eles não se atenham ao problema, mas, sim, à solução. E a solução é a prática de yoga. Porém, a prática de yoga não é estanque, do tipo acabou e está pronto. Ela é um caminho, um processo, assim como a doença e a própria saúde. Ninguém pode afirmar com absoluta certeza: "Eu tenho saúde", pois ela é nutrida e mantida diariamente.

A prática constante do yoga faz com que você encontre um porto seguro dentro de si mesmo, algo fundamental para ter mais clareza na dor, para encontrar os melhores exercícios para praticar e para obter paciência para lidar com os problemas de saúde e chegar a um estado de melhora ou cura.

SUMÁRIO

INTRODUÇÃO

Palavras não conseguem explicar o valor
da prática do yoga – é preciso experimentar.
B. K. S. Iyengar

O objetivo deste livro é servir a todos que queiram experimentar a prática do yoga de forma simples e comprovar seus efeitos em um momento de necessidade.

Seja você veterano ou novato, havendo aqui algo que conheça mais ou menos, aplique com constância para testar sua eficácia, só assim poderá ganhar confiança no yoga ou aumentar aquela que você já tem.

Hoje, a maioria das pessoas busca resultados imediatos. A prática das posturas – asanas – indicadas neste livro permitirá que você observe resultados assim. Porém, é necessário ponderar sobre a palavra "imediato"!

Por exemplo, se você está com dor de cabeça e toma um analgésico para essa finalidade e, passado um determinado tempo, não tem o resultado que esperava, o que você faz? Toma mais um comprimido ou espera mais um pouco? Procura investigar mais a causa da dor de cabeça ou daquele efeito que está tardando?

Frequentemente, eu mostro aos alunos a importância de valorizar ou aprender a valorizar a pequena ou até a mínima melhora na dor que ele teve naquele momento da execução da postura de yoga. E digo:

– Se você não tomou remédio e, nesse momento da prática, já sentiu algum alívio ou melhora, então estamos no caminho certo!

É importante o aluno perceber e reconhecer a melhora imediata, mesmo que mínima!

Hoje em dia vamos à farmácia para encontrar nos remédios as mesmas substâncias que temos em nosso organismo.

Se você toma remédio para algum sintoma durante muito tempo, é natural que seu organismo, inteligentemente, reduza ou pare de produzir aquela substância, pois se ela já está vindo de fora, a inteligência do seu corpo tem como perceber e identificar esse remédio como uma solução para seu sintoma.

Os yogues há alguns milênios referem-se a essa inteligência do corpo como *prana*, que, além de saber em cada caso qual a melhor substância para lidar com aquele desequilíbrio, sabe qual é a melhor dosagem a ser liberada pelo organismo. Prana também significa energia, e falaremos sobre isso durante o livro.

A antiga medicina indiana afirma que nenhum ser humano é igual; os organismos diferem uns dos outros, cada um de nós é único. O yoga ajuda a ajustar essas dosagens comandadas pelo prana – a inteligência biovital que cada um de nós possui.

Mas como identificar essa inteligência em seu corpo?

Para escrever este livro, inspirei-me em minha própria experiência de yoga e meditação e nos ensinamentos de grandes mestres. Por mais de dez anos, venho estudando e praticando os asanas e pranayamas, baseando-me no método Iyengar Yoga. Esse método mostrou ser o mais eficiente e cuidadoso, entre os vários em que me aprofundei, para um praticante ocidental aprender e reconhecer em si mesmo o poder do yoga.

Da maneira como ensino, uma boa prática de yoga desenvolve a crescente atenção e consideração a estes cinco pontos-chave de ação:

1 – O que estou fazendo.
2 – Como estou fazendo.
3 – Por quanto tempo.
4 – A qualidade do que estou fazendo.
5 – A identificação da experiência.

O que estou fazendo é uma postura – yogasana –, que precisa estar de acordo com minha condição física e com o resultado que estou buscando. É esse tipo de orientação que você encontrará neste livro, nas diversas séries de posturas indicadas para os mais variados sintomas.

O segundo ponto-chave diz respeito a *como estou fazendo* um asana, e isso é muito importante. A atenção ao modo como entro na postura, ao alinhamento do corpo ao praticá-la, que músculos estou ativando, onde estou tendo dificuldades, onde estou sentindo que estou ganhando espaço interno – tudo isso é parte fundamental do processo de aprendizagem no yoga.

Para garantir uma forma segura para esse aprendizado, você encontrará explicações detalhadas sobre o papel e o uso dos acessórios em cada postura.

O terceiro ponto-chave (*por quanto tempo*) trata da permanência na postura seguindo as sequências propostas. Você vai perceber que, ao aumentar o tempo de permanência em cada postura, estará naturalmente vencendo os obstáculos e tensões internas que estão relacionados, direta ou indiretamente, aos sintomas que o levaram a buscar essa prática.

Ao praticar, pergunte-se sempre: essa postura ou sequência está adequada para mim? É pouco? É muito? Que tipo de resultado estou buscando?

Uma das grandes vantagens desse método é a flexibilidade de ajustar as orientações ao seu estágio de prática; por esse motivo, o livro apresenta alternativas de ajustes, de posturas e de séries para determinados sintomas.

O quarto ponto-chave (*a qualidade do que estou fazendo*) diz respeito à atitude interior diante da prática. Ela pode modificar um estado emocional negativo ou pelo menos identificá-lo.

É normal, por exemplo, que a pessoa que está com dor prolongada ou crônica esteja irritada, o que a deixa impaciente. É nesse momento que entra a atitude interior. Uma pausa anterior à prática ou um suspiro que venha a trazer um alento novo e que dê uma chance renovadora a você mesmo é de real valor.

Esse "você mesmo" é nada mais, nada menos que a inteligência do seu corpo que rege centenas de funções metabólicas por segundo, além de bilhões e trilhões de células, com centenas de milhares de outras que nascem e morrem a cada minuto.

O yoga, seja para fins de saúde ou de crescimento humano e interior, é o caminho da experiência própria. Eis aí o quinto ponto-chave: *identificar e gravar na memória sua experiência com a prática*, extraindo aprendizados do que está ocorrendo.

Só você pode dar valor ao que está fazendo. É claro que um bom professor ou professora deve e pode ajudá-lo – e muito –, mas, em última instância, ele ou ela quebra a inércia, mas é você que valoriza e continua no esforço, desenvolvendo o poder da vontade.

O ensinamento é uma mão de seu guia, e a experiência, a outra mão.

Conta uma história que um grupo de homens entra em um pomar de mangueiras e cada um, mais interessado do que o outro, começa a estudá-lo. Eles vão contando os galhos, as folhas, estudam o tamanho e as diversas nuances de cores e seguem anotando todas as diferentes características encontradas. Após essa coleta de informações, discutem os tópicos, que com certeza eram muito interessantes para eles.

Um deles, o mais sensível e o mais sábio do grupo, não se ateve a todos os detalhes e considerações e começou a chupar as mangas.

Era com esta parábola que o yogue Ramakrishna, de Calcutá, na Índia, ilustrava seus ensinamentos.

POR QUE YOGA?

Para todos

Nos últimos dez anos ou mais, jovens e crianças têm trazido uma situação extremamente nova para o mundo. Os adultos têm que se curvar à habilidade com que eles assimilam e dominam os recursos e as linguagens tecnológicas e aprender com eles.

É sem dúvida uma virada interessante de interação humana.

Nesse caso, como em todos, encontramos os dois lados: a vertente vantajosa e a desvantajosa.

As vantagens, nem preciso enumerar, pois sabemos que vão desde uma nova aptidão para o mercado de trabalho até um novo tipo de comunicação com o mundo social, da informação e do conhecimento – enfim, são muitas.

Recentemente, dei uma aula para um grupo só de adolescentes, e pude perceber, olhando e sentindo o grupo se movimentando, quanto ritmo mental e postura "de computador" eles têm.

Os jogos – *games* – da informática têm uma velocidade que traz uma pulsação meio eletrônica neles, o que alimenta um tipo de ansiedade – aquela que nos impede de fazer "nada". Nesse grupo, os que praticam esportes que envolvem bastante atividade física têm uma situação psicomotora diferente, melhor e mais simples, mas desfrutam igualmente da necessidade de se acalmar. Eles precisam relaxar o corpo, os olhos e os sentidos do excesso de estímulo que vem das "telas", e o estado em que saem da aula é fantástico, muito bom! É como se descobrissem em uma hora e meia de prática de yoga que existe outra forma de viver, não tão excitante, mas tão prazerosa e instigante como a das vias tecnológicas. Tanto para esses adolescentes quanto para adultos ou idosos, o yoga é positivo porque traz o que todos precisamos: calma. Quantas vezes, como professor de yoga, já me perguntaram:

Mas com yoga eu não vou ficar calmo demais, improdutivo, muito zen, desinteressado?

Falo aqui (também e principalmente) da calma do hipometabolismo, aquela de que todos nós necessitamos todos os dias por algumas boas horas e que encontramos no período de sono.

Para orientais ou ocidentais, de qualquer raça, credo ou idade, esse estado é imprescindível a cada 24 horas de vida. Posso aprender a me voltar para dentro através do yoga e da meditação, mas, mesmo assim, "o mergulhar em si", para "dentro de si" pelas horas de sono é saudável – é do o que o meu e o seu organismo inevitavelmente precisam.

Você não fica mais desligado do mundo nem menos produtivo porque dorme; ao contrário, o sono alimenta o corpo físico e o corpo mental e renova o prana – a bioenergia.

Da mesma forma, os yogasanas tendem a melhorar o sono e sua qualidade, o que favorece esse mergulho biológico para dentro.

O yoga é para todos!

Autocura

Quantas vezes você não sentiu melhora em sua saúde ou em algum sintoma negativo por ter dormido?

Quantas vezes você já passou por isso ou já ouviu alguém falar: "Deixe eu dormir um pouco que eu melhoro", por exemplo, referindo-se a uma dor de cabeça, um mal-estar ou cansaço mental?

Em quantas dessas vezes você ou seu amigo não melhoraram ou se curaram por dormir um pouco mais ou melhor?

Há muitos segredos revelados e não revelados à consciência humana comum, advindos do sono e do bom sono, mesmo do pouco sono, ou de minutos de sono. Em todos, a magia fisiológica do poder do hipometabolismo ocorre.

Não há magia alguma no sentido que conhecemos dessa palavra, mas até uma "sonequinha" me informa, como num passe de mágica, que já estou melhor e posso voltar a dirigir meu carro, voltar a escrever e raciocinar, já posso ter novas e brilhantes ideias.

O ilustre Albert Einstein relata que visualizou a teoria da relatividade em um devaneio onírico. Os cientistas da neuropsicoimunologia sabem quanto as horas de sono são fundamentais para o sistema imunológico funcionar bem.

No sono, eu tenho que me entregar a uma força maior do organismo, a um abandonar-se em um estado de relaxamento, e é nesse estado que as forças da homeostasia exercem seu poder com liberdade e menos interferências negativas dos estados emocionais e mentais que estressam e atrapalham o bom funcionamento do sistema fisiológico.

Essa é uma das razões pelas quais os yogasanas necessitam de um tempo de execução para poder acalmá-lo e levá-lo a esse estado fisiológico e mental em que o princípio da cura e da autocura habitam.

Hipócrates, o pai da medicina, disse: "O médico não cura, ajuda a natureza a curar".

Prana

O *prana*, aquela inteligência biovital que mencionei na Introdução, é um conceito amplo, mas facilmente perceptível em você todos os dias. Como você está se sentindo hoje? Como está sua disposição agora? Como está sua energia?

Desde a Índia antiga, os sábios referem-se a essa energia vital como prana. Ela está primordialmente no Sol que traz luz e calor ao planeta, fator vital para estarmos vivos nesse momento. Por essa e muitas razões, uma das populares e ecumênicas orações indianas encerra-se invocando:

"E que o vejamos (o Sol) ainda por muito tempo".

O *prana* pode ser observado no corpo em cinco funções. Todas elas são o próprio prana com nomes diferentes pelas atuações importantes e vitais do organismo humano:

prana – respiração ou inspiração;
apana – expiração do ar, eliminação de urina, fezes, esperma;
samana – digestão alimentar e assimilação;
udana – deglutição de alimentos sólidos e líquidos; e
vyana – circulação interna (sangue e sistema nervoso).

Podemos estar tranquilos pelo fato de o prana ter essas funções desde nosso nascimento, na primeira inspiração - prana - até a morte, a última expiração – apana. Temos um incrível zelador desse edifício chamado corpo humano, que é formado e PhD nas melhores faculdades de engenharia, medicina, química, física... Cada uma delas com inúmeras especializações de genética, cálculo, neurologia, bioquímica, física quântica, logística e muitas outras igualmente importantes faculdades e especialidades.

O prana não esquece nada; sua meta é saúde e longevidade. Você pode confiar nele!

A prática de yoga pode trazer o bem-estar de que você precisa e merece. Como? Aprendendo a praticar yoga regularmente.

CURAR OU MELHORAR?

Conceito de cura

É muito bom se você não ficar preso a conceitos de cura e de doença como estados opostos e estáticos, mesmo que por alguns minutos. Isso é muito difícil? Pode ser, mas tenha claro que não ajuda nada alimentar essas ideias.

Abandone-as baseado no fato real de que a todo minuto seu organismo já está processando curas. A doença pode começar antes de algum sintoma e, se for assim, quantas delas já foram curadas internamente nessa vida com recursos próprios e dos quais você nem tomou conhecimento?

Essa ideia não torna tudo bem mais leve?

Perceba a cura como um movimento de expansão e não como uma ideia limitada. A cura é um processo, não um evento.

As perguntas que você, leitor, deveria fazer a si mesmo são:

– Quero melhorar ou me curar?

O que é cura para mim?

Um grande inimigo para a cura é acostumar-se com os sintomas e não ter atitude sobre eles. Principalmente quando os sintomas são recorrentes, você pode se habituar a eles, estacionando em uma situação de conformismo, ou mesmo assumindo-os como parte de você: "Eu sou assim e pronto!".

Ramakrishna, que viveu no século XIX, nos traz uma parábola simples e muito ilustrativa sobre esse tipo de conformismo.

Era uma vez uma rã que vivia num poço. Certo dia, outra rã, vinda do oceano, caiu nesse poço.

– De onde você vem? perguntou a rã do poço.

– Venho do oceano! Que lugar é este? – respondeu a rã do oceano.

– Como assim? Este é meu poço, onde vivo, e tenho tudo de que preciso – falou indignada a primeira.

– Mas aqui é muito apertado! Você não tem vontade de conhecer o mundo, os rios, o oceano? – retrucou a outra.

– Que rios? Que oceano? São maiores que meu poço? – quis saber a rã do poço.

– Claro que sim! Muito maiores! – respondeu a visitante, surpresa.

– Saia daqui, sua louca e mentirosa, e me deixe em paz! Não existe nada maior do que meu poço! – finalizou a conversa.

Ação holística

É enorme a quantidade de remédios disponíveis no mercado que causam a impressão de resolver um problema de saúde abafando seus sintomas. Isso é chamado de ação sintomática. Acostumado com isso, você pode recorrer ao yoga e às séries propostas neste livro seguindo a mesma linha de raciocínio. Mas não é assim que o efeito de um yogasana atua.

Percebemos pela experiência em nosso próprio corpo que o yoga trata o sintoma, mas também trata a saúde como um todo – o que é muito bom!

Recentemente, uma aluna de 40 anos que praticava comigo havia uns cinco anos de forma intermitente retomou a prática. Dessa vez ela trazia um incômodo maior, com uma queixa de dor de mais de um mês em seu ombro direito. Essa dor a motivou a se cuidar mais, e ela fez seis ou oito aulas durante duas semanas. No final desse período, ela me disse:

– Puxa, nunca tinha me sentido assim em toda a minha vida! Estou vivendo um estado de muita disposição e ânimo que desconhecia.

Se estamos atentos a nosso corpo, entenderemos que, pelo movimento interno da energia básica que é ativada pela prática do yoga, podemos ir bem além de um sintoma específico e constatar o resultado da atuação daquela prática no corpo como um todo. Prana é movimento!

Hoje, por energia, entendemos o combustível que move as coisas, como a gasolina para andar de carro, a eletricidade que mantém a geladeira ligada, que traz movimento para o metrô, que me leva ao trabalho ou a que faz o computador funcionar.

Vamos então lembrar que o termo energia foi chamado de prana pelos antigos sábios quando não existia ainda uma lâmpada ou um automóvel. Mas eles a reconheceram nos ventos, nos raios e trovões, nas marés e também nas plantas, nos animais e em si mesmos, em seu próprio organismo, em sua própria respiração. Puderam observar essa energia em uma pessoa saudável, em uma pessoa doente e no processo de cura.

Uma das posturas mais poderosas no yoga, entre as centenas delas, é o *sarvangasana* (veja mais adiante a versão com acessório). *Sarva* significa todo ou todas as partes; *anga* significa, nesse contexto, as partes. Há um dito que afirma que esse asana é a postura "mãe" no yoga, porque nutre o organismo como uma mãe nutre seu próprio filho. O professor indiano de Iyengar Yoga Father Joe Pereira, em seu trabalho com dependentes químicos e imunodeficientes, diz que esse yogasana leva os sistemas imunológico, nervoso e endócrino a se comunicarem melhor entre si.

O acompanhamento que fiz por vários anos com 50 pacientes soropositivos ao HIV comprovou como os asanas atuam no todo. Naquela época, como ainda é hoje, uma pessoa soropositiva não se sentia à vontade em divulgar isso socialmente e, portanto, a divulgação que os jornalistas faziam dos resultados positivos ficava restrita. Muitos dos meus alunos tratavam-se na rede pública, e outros, com renomados médicos da área, porém, de ambos os lados, a pergunta de seus médicos – relatada por meus alunos depois – era: "O que você está fazendo além desse tratamento para estar tão bem?". Ou quando era uma recomendação, eles diziam: "O que quer que você esteja fazendo, além do tratamento médico, continue, pois está lhe fazendo muito bem".

A mente e seus poderes

Atualmente, quando temos na sociedade um surto de gripe ou algo mais grave, há uma ampla divulgação para alertar a população de seus perigos e os cuidados que devem ser tomados por todos. Por outro lado, porém, os setores de saúde pública cuidam para que a mídia não alerte mais do que o necessário. Por quê?

Porque o exagero nas más notícias gera um número excedente de pessoas que procurará os sistemas de saúde impressionado por elas, com os sintomas manifestos, mas sem a doença. Esse é um exemplo claro do poder da mente na saúde do corpo.

Outro exemplo bem conhecido são os placebos. Eles demonstram outra dimensão importante nos processos de cura: a confiança. A confiança em quem prescreve alguma coisa, naquilo que está sendo prescrito, e a empatia entre você e o profissional de saúde. Pesquisas científicas demonstram que, dentro desses parâmetros, mais de 35% de curas se processam.

Você já parou para refletir sobre a relação entre seus pensamentos e os sintomas em seu corpo? Alguma vez você já associou o fato de ter ficado muito preocupado com alguma coisa e o surgimento de algum sintoma ou até uma doença? Ou mesmo o oposto, ou seja, quando algo o deixa feliz isso reverte em bem-estar?

Para os yogues, pensamento é energia, e excesso de pensamentos adoece. Há um aforismo do yoga do século XIII que diz:

Assim como você pensa, você respira. Então, ajuste o ritmo de sua respiração.

Um dos efeitos mais nítidos notados pelos iniciantes na prática de yoga é a mente mais calma. Isso ocorre porque muitas posturas melhoram e acalmam a respiração.

Procuro sempre iniciar minhas aulas trazendo a atenção e os pensamentos dos alunos para o corpo. Faço isso propondo que, sentados, sintam a firmeza do quadril no chão, alonguem a coluna para cima, erguendo o peito. Convido-os a relaxar as mãos e os olhos, geralmente tão agitados quanto nossos pensamentos. Nesse ponto, já é possível detectar quanto a respiração da maioria dos presentes mudou para melhor. Já a partir daí a qualidade dos pensamentos é outra, mais próxima de um estado de bem-estar.

Como professor, busco sempre acessar esse estado de bem-estar que já existe dentro de cada um, e que muitas vezes está encoberto pelos ruídos dos pensamentos. A principal senha para esse acesso é a respiração.

As posturas restauradoras que você encontra neste livro são especialmente potentes para a respiração, porque ampliam o espaço para o diafragma (abaixo do pulmão), facilitando que você observe e sinta com mais clareza o ritmo da respiração, do coração e de seu corpo. O conceito de energia e de prana deixa de ser apenas uma ideia e se torna um aliado em seu cotidiano e no processo de cura!

COMO MELHORAR PRATICANDO YOGA?

Os eventos não estressam o homem,
e, sim, o que ele acha sobre o evento.
Epictetus

Atitudes interior e exterior

Um dia, há mais de dez anos, meu joelho inchou bastante. Não havia feito nada brusco, nem houve um estalo ou um mau jeito que justificasse aquele inchaço. O diagnóstico dado por cinco médicos diferentes era um só: lesão no menisco. Ela era pequena, mas doía muito.

Uma única e repetida recomendação: cirurgia! E uma vontade de chorar veio no peito.

"Puxa vida, logo comigo. Afinal, sou professor de yoga e preciso do joelho para trabalhar, demonstrar as posturas. Que mundo cruel o dos joelhos! Que mancada que a vida me deu! Vou ficar assim por quanto tempo? Poderei flexioná-lo como antes?"

Um dos cinco médicos, por insistência minha, deu apenas 10% de chance de não passar por um procedimento cirúrgico! Resolvi abraçar esses 10%. Como?

Apliquei o que eu sabia de yogasanas que trariam espaço e firmeza à articulação: um conceito simples e uma ação objetiva.

E toda noite, sentado, antes de dormir, pegava uma pomada e massageava o meu joelho de cinco a quinze minutos.

Enquanto isso, conversava mentalmente com ele – pois joelho não tem orelhas. Era uma conversa direta em uma linguagem de amor, trazendo conforto, abrandando a raiva e dando um sentimento de proteção. Essa aceitação foi condição básica para começar uma mudança, aceitar o jeito como as coisas estavam.

Nem preciso dizer que melhorei e... nunca precisei da cirurgia!

Muitas e muitas vezes me vi falando a um aluno:

– Parece que você está sentindo e expressando um rancor contra essa dor (ou contra determinada parte do corpo). Que tal fazer as pazes com ela, praticar yoga e conectar-se agora a uma atitude mais amorosa?

Quando você começa a praticar yoga, deve começar a observar, ao mesmo tempo, sua atitude ao praticar. Que tipo de emoção você está trazendo para a prática? Que tipo de pensamentos está pairando em sua cabeça?

Em um segundo momento, comece a observar qual é sua atitude diante de questões mais difíceis como, por exemplo, uma dor persistente em seu corpo.

Muitas vezes, quando um aluno tem uma dor há muito tempo, mesmo praticando regularmente, ele pode estar resignado àquela dor – e essa não é uma boa atitude.

Nessa situação, pode demorar mais tempo para entender que a melhora existe, e cultivar o espaço interno para abrir-se à cura. A pessoa acredita que vai demorar porque já sofre há muito tempo – o que não é necessariamente verdade.

Uma vez, em um *workshop* em Campinas, uma professora de yoga com mais de 60 anos me disse que não faria a postura que eu estava propondo porque sentia dor na coluna. Por esse motivo já havia tirado aquele asana (postura) de sua lista há mais de cinco anos.

Perguntei-lhe com cuidado se poderia tentar com minha ajuda, lembrando-a de que, já que tantos outros das mais variadas idades estavam ali fazendo, por que ela também não faria?

Ela aceitou e, muito impressionada, não sentiu dor porque usei o recurso do acessório e do alinhamento (dois pontos básicos que serão explicados posteriormente, neste livro). Com isso, ela ganhou confiança e encorajou-se a prosseguir.

Quando você for praticar as posturas restauradoras propostas neste livro, procure manter uma atitude positiva e de não julgamento, que é ideal para melhorar e curar.

Você pode perguntar: como eu faço isso?

Você deve puramente observar-se, sentindo o corpo, localizar a região da dor e, ao mesmo tempo, sentir o conjunto do corpo como um todo, para não focar apenas a dor. Afinal, quando você está se observando, sentindo seu corpo, não está julgando nada. No julgamento, você oscila entre o positivo e o negativo, questionando se vai melhorar ou não, pensando se vai conseguir praticar ou não, se o resultado será imediato ou não. Com essa atitude, você está apenas alimentando a dúvida e o medo, e, assim, é mais difícil para o seu organismo funcionar e para você perceber a eficiência do yoga.

Outro aspecto tão poderoso quanto a atitude interior é a atitude exterior, aquela que vem do outro, que, se já é ruim para ele, para você poderá se tornar péssima.

Somos seres sociais e o que ouvimos nos afeta. Alguém chega até você e fala:

– Você está bem?
Você responde perguntando:
– Por quê? Notou alguma coisa diferente?
E ouve:
– É, você me parece pálido, doente...

Aí vêm algumas possibilidades de réplica:

1 – Sim, estou bem, é apenas impressão sua.
2 – É mesmo? Será que eu não estou bem?
3 – Será que estou doente?
4 – Não estava me sentindo mal, não... mas agora começo a ficar desconfiado de que não esteja bem mesmo.

De fora dessa cena, é fácil perceber quantos ruídos mentais e desfavoráveis existem num momento assim. Um dito antigo dos Upanishads afirma:

"Você se torna aquilo que pensa."

No exemplo anterior fica claro que uma pessoa pode melhorar ou piorar, dependendo das impressões dos outros, e como ela lida com essas impressões.

Observação e experiência

Assim como na vida, no yoga o que mais vale é sua própria experiência. Quando peço para que você adquira e aprimore com a prática uma atitude de não julgamento perante suas limitações, que você aprenda a observar e sentir seu corpo, estou pedindo para intensificar sua experiência com esse universo de sensações novas que a pele, os músculos e todos os tecidos do corpo trazem em cada postura.

Com o tempo, você aumentará o prazer e a percepção dos benefícios que a prática de yoga traz, mas sempre terá que enfrentar os limites de seu próprio condicionamento, de sua própria experiência anterior.

A forma que observamos o mundo está condicionada, a forma que sentimos o mundo está condicionada e, assim, a forma que nos comportamos e reagimos vem de condicionamentos. Nossos julgamentos mentais são condicionados e repetitivos.

Os yogues explicam que esses condicionamentos vêm das impressões que nossa vida nos trouxe desde as primeiras respirações, e deram o nome de *samskaras* – que significa algo como "os sulcos causados por uma impressão na matéria".

Os *samskaras* moldam nossa mente a pensar de uma mesma maneira, sendo uma árdua tarefa mudar isso. Você sabe que assim como você pensa, se importa ou se preocupa, isso é transmitido ao seu corpo fisiológico, afetando, através do sistema nervoso, a sua saúde para o bem ou para o mal.

Dois monges zen, Tanzan e Ekido, caminhavam em uma estrada enlameada depois de uma forte chuva. Próximo a uma aldeia, eles encontraram uma moça que estava tendo dificuldades em atravessar a estrada por causa da lama. Se ela continuasse a caminhar, estragaria seu quimono de seda. Sem titubear, Tanzan a pegou no colo e a carregou para o outro lado da estrada.

Os monges prosseguiram em sua caminhada em silêncio. Cinco horas depois, quando já estavam perto do templo onde passariam a noite, Ekido não conseguiu mais se conter:

– Por que você carregou a moça para o outro lado da estrada? – perguntou. – Nós, monges, não devemos fazer essas coisas.

– Faz horas que coloquei aquela jovem no chão – respondeu Tanzan. – Você ainda a está carregando?

Assim como na mente, você sentirá em seu corpo esses *samskaras*. Você aprenderá a discernir entre dores e incômodos passageiros, e aqueles relacionados aos hábitos mais antigos.

A observação das reações e sensações do seu corpo enquanto você pratica yoga faz crescer para você mesmo o valor daquela experiência, aumentando as entradas para o espaço da cura, criando um espaço de liberdade momentânea muito positivo.

Esse espaço da cura que ocorre com a mente mais calma ou vazia é o espaço onde estamos ocupados em sentir e não em pensar, tornando mais fácil para seu metabolismo restabelecer a saúde.

Você fica focado só em fazer e não em conseguir algo.

Essa é uma importante transformação na qualidade de sua experiência com yoga!

Os vários tipos de alimento

Quando começamos a praticar yoga e a cuidar mais de nós mesmos, um passo bem natural é prestar mais atenção à alimentação.

Como estou me alimentando? De que estou me alimentando?

Se ao pensar nessas perguntas você se lembra de seu café da manhã, almoço e jantar, você está correto. Porém, uma alimentação necessita ser adaptada a seu tipo físico, a sua idade, ao clima do local onde você vive, se não haverá um dispêndio maior de energia para a manutenção de sua vitalidade. Todos sabemos disso.

Agora, será que só um bom almoço ou jantar garantem sua disposição, seu ânimo?

Imagine uma cena bem comum: você e sua família fazendo uma refeição com a televisão ligada.

Swami Chidvilasananda, uma renomada yogue contemporânea, mostra-nos com muita propriedade em seus livros que aquilo que nos alimenta vai muito além da comida:

"Não existe tal coisa como uma 'simples' refeição. Tudo, até mesmo as notícias, afetam você em um nível muito profundo. Você não percebe, com frequência, que mesmo horas após ter ouvido uma sessão de notícias, você continua entristecido – ou animado – por elas, conforme o caso? Notícias são notícias. Boas ou más, elas o afetam. Aquilo com que você alimenta seus ouvidos fica dentro de você."

O yoga torna-o mais atento a todos os tipos de alimentos: os que entram pela boca e os que entram pelos olhos e ouvidos. Posso ainda acrescentar a esses o sono e a própria respiração como alimentos fundamentais, e cuja qualidade melhora com a prática constante dos yogasanas.

COMO PRATICAR AS POSTURAS RESTAURADORAS

O que são

As posturas de yoga são muitas, e a principal diferença entre elas e suas versões restauradoras está na maneira como podemos praticá-las, criando um misto interno bem balanceado de firmeza em algumas partes e profundo relaxamento em outras.

As posturas restauradoras têm o poder de recuperar a energia vital, eliminar o cansaço físico e mental, criando para o organismo condições de melhorar seu estado momentâneo e sua saúde como um todo.

Permanência e acessórios

Via de regra, quando a postura é feita com um fim restaurador, ela demanda um tempo maior de permanência, que pode ser algo em torno de cinco minutos ou mais. Então, para que esse tempo maior ocorra apropriadamente, necessitamos usar acessórios.

Isso é especialmente importante para que uma pessoa iniciante consiga praticar mais tempo e obter os benefícios da postura. Porém, mesmo para um veterano, os acessórios são de igual e extrema importância, pois eles garantem um maior espaço para os órgãos internos, favorecendo a circulação do sangue e do prana.

O uso de acessórios para praticar yoga e meditação é muito antigo na Índia. Usavam-se pedras, bastões de madeira, entre muitos outros – tudo que pudesse auxiliar nos ajustes do corpo para uma boa permanência no asana. Desde os anos 1970, a aplicação dos acessórios desenvolveu-se muito e popularizou-se através do trabalho de B. K. S. Iyengar.

Recorro aqui ao bom exemplo dele quando compara o corpo à natureza. Se temos uma terra árida, nada cresce e não há vida; se a irrigarmos continuamente com água, ela ganhará vida e frutificará, gerando alimentos de todos os tipos. Desse modo é o corpo humano, que, com a melhora da irrigação sanguínea em regiões "mais áridas", ganha vida e vitalidade, frutificando saúde e bem-estar. Quanto maior a permanência, maior a circulação e a irrigação.

É certo que o tempo de permanência no yoga cresce com o tempo de prática de uma pessoa, mas se ela está muito desvitalizada, seja iniciante ou não, então deve escolher posturas mais simples e de menor exigência para recuperar o ânimo até que, com o tempo e com o passar dos dias, se sinta melhor para poder praticar e variar as posturas.

Quando sentir falta de ânimo, preguiça ou cansaço, simplesmente comece a praticar! Inicie por algo simples e fácil, e daí a vontade de fazer algo mais virá e levará você à próxima postura.

Conforto e desconforto

Como a permanência é importante para potencializar os efeitos benéficos de um asana, é necessário aprender a lidar com o conforto e o desconforto.

O yoga leva você do conhecido para o desconhecido, aquilo que você não tem consciência em si mesmo. Quase sempre isso significa sair da zona de conforto. O conforto na prática do yoga pode ser uma armadilha, pois você pode ficar em um estágio no qual nunca ultrapassará os limites autoimpostos ou aqueles impostos pela dor.

Caso você seja um iniciante, é muito importante aprender a diferenciar entre a dor "boa" e a dor "ruim". Se o que você está sentindo é a dor de um alongamento muscular, isso não é dor – seria mais preciso chamar de desconforto. Nosso corpo tem zonas de desconforto mais superficiais e outras mais profundas, o que é normal por não termos exigido nada daqueles músculos ou daquela parte por anos a fio.

Mas se o que você está sentindo ocorre em alguma articulação da coluna ou dos membros, isso, sim, deve ser considerado e verificado. Avalie se a forma com que está fazendo a postura pode ser melhorada para diminuir ou eliminar aquela dor.

Isso tudo é um aprendizado – então não se preocupe se, ao começar o yoga, essa questão de discernir a dor do desconforto não for tão clara. A dor é como um mestre interno dizendo "Parabéns, você está alongando um músculo que estava parado atrofiando". Ou pode estar dizendo "Preste mais atenção porque essa dor é falta de espaço na articulação". Nesse caso, seguir as informações e orientações incluídas nas fotos e séries deste livro, bem como os ajustes propostos em cada postura, é fundamental!

Com a prática, as tensões vão se desfazer naturalmente, e seu corpo vai se abrir, gerando uma "voltagem" maior de vida e bem-estar. Sua consciência dos próprios limites vai mudar, e a forma como você lidará com novos desconfortos também. Um esforço de permanência em todos os casos deve ser feito para que as tensões maiores ou menores sejam desfeitas, e, como disse, passado um tempo de quebra da inércia, a vontade de fazer outra postura virá naturalmente.

O yoga simplifica a mente e esse é o caminho que precisamos trilhar.

COMO USAR AS INDICAÇÕES DESTE LIVRO

A postura não é um meio de obter o estado mental correto.
Colocar-se na postura já é o estado mental correto.
Não há necessidade de buscar um estado especial da mente.
Shunryu Suzuki

Divisão por graus de dificuldade

Nos tópicos do próximo capítulo deste livro, você vai encontrar uma ou mais séries de posturas restauradoras para cada sintoma. As opções escolhidas foram fruto da experiência em sala de aula e resultados positivos trazidos pela própria equipe de professores que contribuiu para construir estas sequências.

Pensamos no grau de eficiência e também em simplicidade, para que elas possam servir a um número maior de pessoas. Aconselhamos você a começar sempre pela primeira postura, que é a mais fácil de ser executada. É importante também não ter pressa, familiarizar-se primeiro com uma série e observar seus resultados antes de experimentar a próxima.

Como também já foi dito, será necessário fazer uso de acessórios (veja posteriormente). Eles já são encontrados no Brasil em várias cidades onde o Iyengar Yoga já foi mais difundido. No entanto, mesmo sendo interessante e útil que você tenha esses acessórios, em um primeiro momento é possível fazer adaptações com o que você tem à mão em sua casa ou onde estiver.

Tudo que for próximo do tamanho e da forma dos acessórios mostrados aqui pode ser testado por você com criatividade, no local em que estiver, sempre observando um critério razoável de segurança e estabilidade.

Recomendações para a prática

Antes de praticar um yogasana, é importante estar com a bexiga, o estômago e os intestinos vazios.

A primeira observação é quanto ao estômago. Cada um de nós tem uma digestão um pouco diferente do outro, mas recomendo aqui a espera de 2h30 a 3 horas após uma refeição maior ou de 1 hora a 1h30 após uma menor para o começo da prática.

Porém, o bom senso deve estar sempre presente.

Por exemplo, se você sente algo que identifica como má digestão, a postura restauradora indicada para esse sintoma deve ser aplicada na hora, não é necessário esperar. Da mesma forma, se você recorre às posturas para constipação intestinal, é natural que seus intestinos não estejam completamente vazios. Mas será necessário mesmo o espaço de três horas após uma refeição?

Costumo dizer que as regras são criadas para serem sentidas.

Como você se sente após as refeições? Adapte seus horários de prática a isso.

Além das questões internas de estômago, intestino e bexiga, escolha, sempre que possível, uma roupa confortável, sem apertos na cintura, no pescoço ou nas articulações.

O melhor calçado para praticar yoga é *nenhum*. E as meias, além de serem desaconselháveis nas posturas de pé (e você vai encontrar algumas aqui), atrapalham a circulação em qualquer posição que você esteja.

A solução, então, é: *pés descalços*.

Tratando-se da prática regular de yoga, a melhor hora para praticar é de manhã bem cedo. Nesse horário, além de a umidade da atmosfera oferecer um ar de melhor qualidade, é tudo mais tranquilo, e a sua mente também está mais tranquila. No entanto, o corpo ainda está mais rígido. Por outro lado, no fim do dia, o corpo e seus músculos e articulações estão mais soltos, mas a mente está mais agitada.

Mais uma vez vale o bom senso: a melhor hora é aquela em que você tem o tempo necessário para praticar sem ser interrompido.

E, tratando-se de posturas restauradoras para melhora ou cura, a melhor hora é agora!

Apoio médico e orientação de um professor

O yoga existe quando existe aluno e professor. Se este livro neste momento é o seu professor, convoque dois ilustres assistentes para auxiliar a sua prática:

- o já citado bom senso;
- o seu discernimento.

Você já tem os dois dentro de você e, como tudo, o treino pode desenvolvê-los ainda mais.

No caso de dispor de um professor experiente, se ele tiver treinamento baseado no método Iyengar Yoga, será ainda mais útil.

Importante sempre: dependendo da gravidade de seu estado de saúde, a orientação ou o aval médico é necessário.

Em situações pós-cirúrgicas e, portanto de recuperação, a prática das posturas restauradoras é possível e aconselhável, mas nesse caso a orientação de um professor experiente é fundamental.

A prática do yoga traz mais percepção de si e do que você sente no seu corpo e no seu funcionamento. Acho que todo ser humano pode ajudar muito seu médico em qualquer consulta se conhecer a si mesmo mais do que a média da população.

Yoga, assim como a vida, não é algo estanque.

As mudanças e transformações ocorrem a partir do momento que pisamos pela primeira vez na terra ou mesmo antes, pois começam a partir da primeira respiração. A mesma postura que você praticou hoje não vai ser igual no mês que vem ou no ano que vem; tampouco sua percepção será a mesma ou a sensação dela e do seu corpo.

Adaptar-se é uma constante, quer queiramos, quer não, no yoga e na vida.

ORIENTAÇÕES E CUIDADOS ANTES DE PRATICAR

Nos capítulos seguintes, você entrará em contato com as posturas restauradoras, apresentadas em séries para diferentes sintomas. Em cada postura – asana – e em cada série, você encontrará:

- uma foto demonstrando cada postura;

- o nome original do asana em sânscrito nos asanas de referência você encontrará o significado desses nomes;

- uma numeração que remete aos asanas de referência descritos nas páginas coloridas do livro, mais à frente, onde você entenderá melhor como praticar essa postura – ao encontrar a frase "Variação do asana 4...", por exemplo, isso indica que é importante você aprender e assimilar as orientações desse asana de referência, antes de praticar sua variação;

- orientações específicas para praticar a variação recomendada para o sintoma que você está consultando; e

- em várias fotos, você encontrará linhas e setas indicativas da direção do movimento de pernas, braços ou da própria coluna. A intenção das setas é ajudá-lo a entrar e manter-se no alinhamento correto para essa postura.

Sintomas

As séries são propostas para sintomas específicos. Se você apresenta mais de um sintoma ou patologia conhecida, precisa de apoio médico e orientação de um professor de yoga experiente para praticar as posturas.

Se você já é aluno de yoga ou praticante e faz posturas sozinho em casa, é natural que tenha alguma familiaridade com alguns desses yogasanas e queira fazê-los do modo que já conhece, pois é mais fácil, mais confortável e conhecido, mas não incorra nesse erro!

Para cada sintoma é fundamental que se façam os asanas somente como indicado aqui, ou o efeito pode ser diferente e até contrário do esperado.

Respiração

Outra recomendação importante para os praticantes mais experientes ou esportistas é quanto à respiração. Mantenha a respiração livre durante as posturas. Livre é a respiração espontânea, sempre pelas narinas. Alguns dos que já praticam yoga querem fazer pranayamas – respiração conduzida –, e os esportistas, não raro, respiram pela boca. Mas peço que abandone isso tudo e deixe que cada postura revele a você a respiração mais natural em cada caso.

Coluna vertebral

A posição da coluna é outro ponto ao qual se deve prestar a máxima atenção.

Nas fotos, você verá alguns apoios embaixo do quadril, como, por exemplo, um cobertor, sempre que estiver sentado no chão. A função desses apoios é gerar mais espaço nas costas e, consequentemente, na coluna vertebral, abrindo o peito e ampliando a respiração.

Sinta-se livre para aumentar essa altura, colocando mais cobertores, até estar com esse tipo de conforto que lhe permitirá erguer o tórax. Se a coluna estiver mais alongada, todos os órgãos internos que moram no tórax, abdome e pélvis ganham espaço.

Mulheres

As mulheres devem ter cuidados especiais. Em nenhum momento da gestação essas posturas estão livres de riscos. No período menstrual, pratique somente as indicadas para os sintomas inerentes.

Patologias

Outras questões como pressão alta, patologias cardíacas ou hérnias de disco requerem uma orientação, acompanhamento e autorização do seu médico. O mesmo vale para doenças crônicas ou mais graves.

Se você piorar ao praticar as posturas, pare e procure orientação médica ou profissional. Em alguns casos, você verá que menciono uma possibilidade de piora passageira ao praticar um asana, mas isso deve ser passageiro!

Acessórios

Por fim, você verá nas fotos que, em todas as posturas, há o uso de acessórios. São eles: cintos, blocos de EVA, cobertores, almofadões, cadeiras dobráveis, pesos (sacos de areia), bandagens e rolinhos de EVA.

Conforme o tipo de piso na sua casa, utilize também uma esteira própria para yoga.

Você encontrará esses acessórios para venda em lojas especializadas, de esportes e na internet, mas eles podem ser substituídos por objetos similares que você já possua em casa.

SEQUÊNCIAS DE POSTURAS RESTAURADORAS

Sintoma

A etimologia dessa palavra vem do grego, "Sin" = junção e "Tomo" = pedaços.

Ou seja, a palavra *sintoma* tem a ver com juntar as peças de várias sinalizações orgânicas ou psíquicas, assim como em um quebra-cabeça.

A prática do yogasana clareia essas sinalizações bem como aproxima as peças por um caminho em que primeiro sentimos e percebemos e depois juntamos as peças. Como em um quebra-cabeça, é preciso que tenhamos paciência e atenção, e, aos poucos, a visão interna das partes nos aproxima da visão do todo.

Ansiedade e estresse

Esta parte do livro inicia falando de estresse porque você já pode ter lido, ouvido ou sentido em seu próprio organismo o impacto que os fatos cotidianos têm sobre você. Os sintomas descritos neste livro têm uma relação maior ou menor com estresse, e eles podem piorar rapidamente em situações assim.

Este livro se chama *Posturas restauradoras de yoga – Guia de saúde para iniciantes e praticantes* porque é fundamental para sua saúde que você reaprenda a relaxar.

O tempo que você demora entre o estresse causado por uma má notícia, uma discussão ou uma perda e a volta para um estado de relaxamento determina o quanto o estresse está impregnado em sua vida.

Há um pequeno conto Sufi que ilustra bem essa situação:

> *Um discípulo chega para o mestre e diz: "Mestre, nunca serei como você, porque estou sempre perdendo a paciência, me importando com coisas corriqueiras e sofrendo por vários motivos". Ao que o mestre responde: "A questão não é não perder a paciência, não se importar ou parar de sofrer; a questão é quão rápido você volta desses estados".*

A ansiedade também surge em momentos em que nos sentimos ameaçados, e, ainda, de nossa insatisfação ou inadequação com as condições de nossa vida: ansiamos por estar em outro lugar, em outro tempo, em outra situação, e isso estressa o organismo.

A ansiedade muitas vezes é tratada como parte da personalidade de alguém. As pessoas dizem: "Eu sou assim e pronto". Independente das implicações relacionadas à personalidade de cada um, ou ao ambiente em que se vive, sua principal manifestação é a alteração do ritmo respiratório, que se torna curto e acelerado.

O yoga fortalece o sistema nervoso, e um sistema nervoso forte torna uma pessoa resistente aos efeitos do estresse.

Os asanas a seguir vão atuar em seu organismo em ambos os casos: ansiedade e estresse. Eles vão ampliar o espaço do diafragma, melhorando sua respiração, irrigar o cérebro e a região do hipotálamo, responsável pela homeostase do organismo, e vão regular a frequência cardíaca, reduzindo o tempo de resposta e promovendo o relaxamento.

Série I

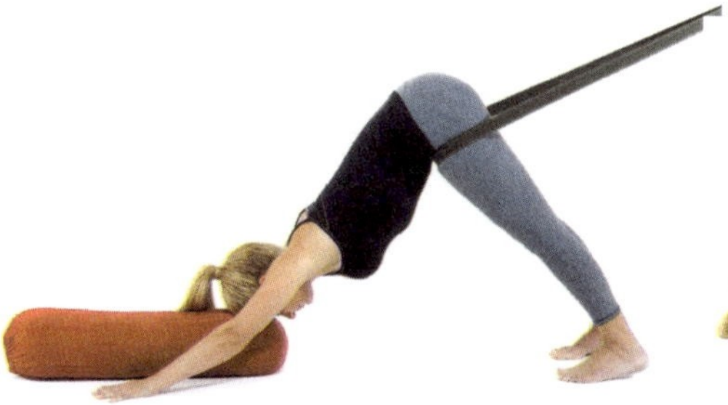

1 – **Adhomukha Svanasana**
Veja Asana 15, página 145.

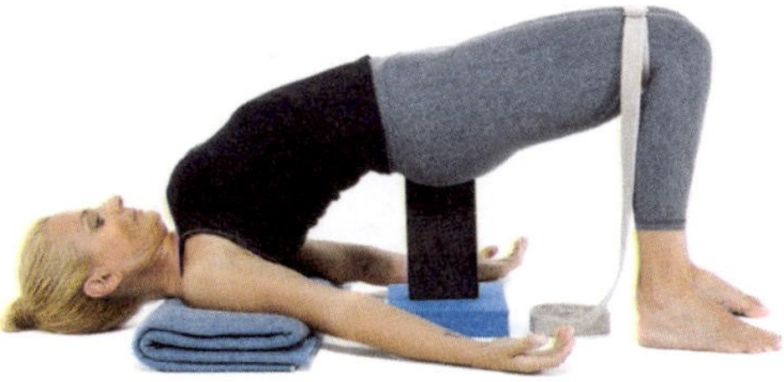

2 – **Chatuspadasana**
Veja Asana 26, página 157.

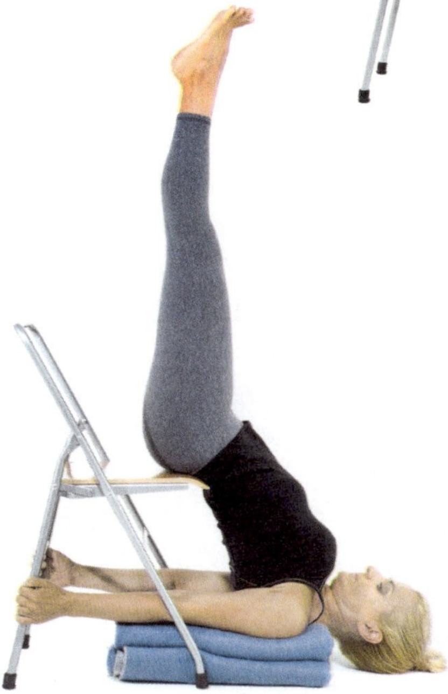

3 – **Salamba Sarvangasana**
Veja Asana 22, página 152.

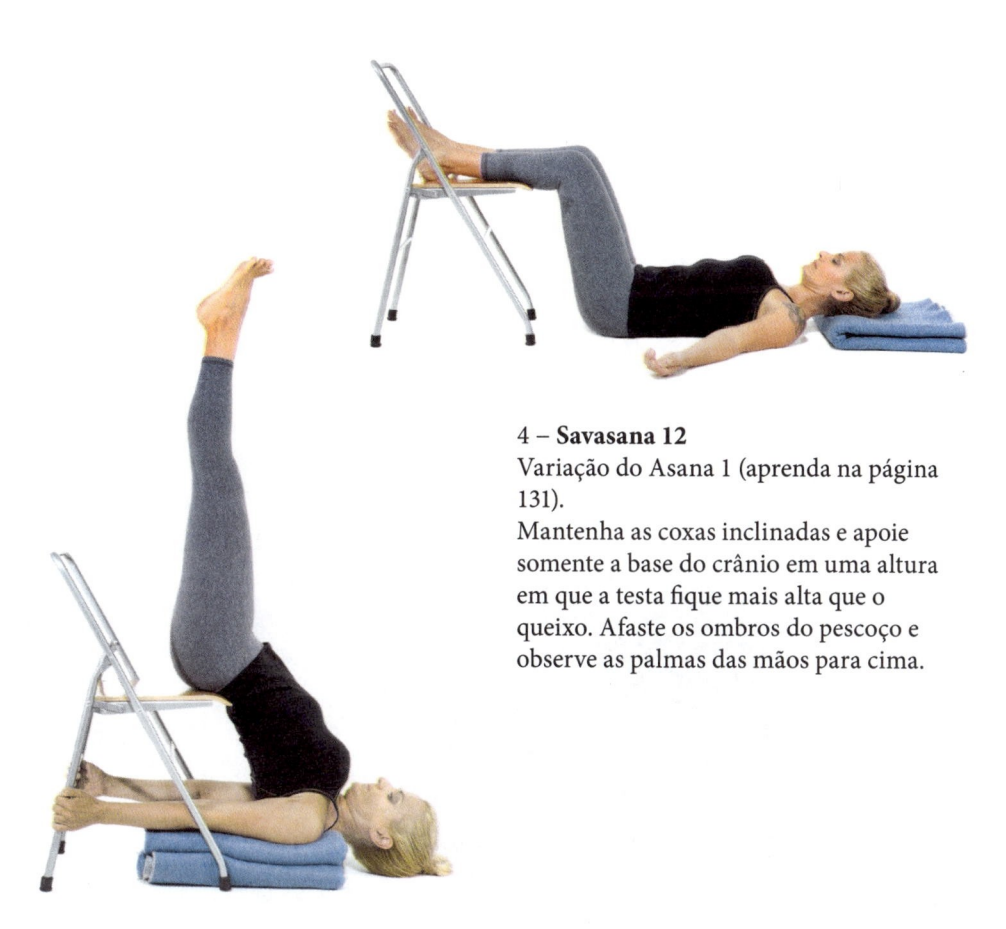

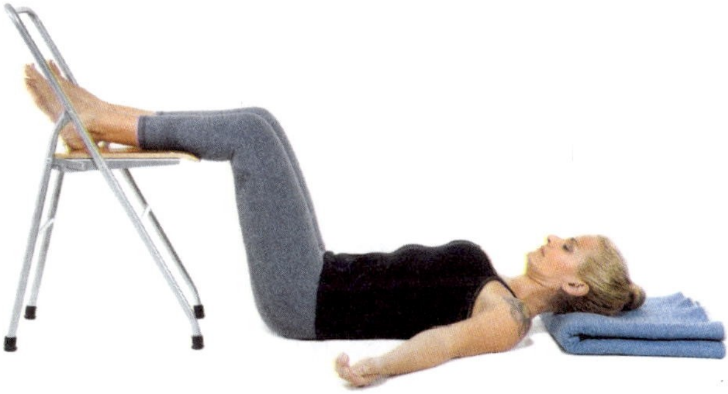

4 – **Savasana 12**
Variação do Asana 1 (aprenda na página 131).
Mantenha as coxas inclinadas e apoie somente a base do crânio em uma altura em que a testa fique mais alta que o queixo. Afaste os ombros do pescoço e observe as palmas das mãos para cima.

Série II

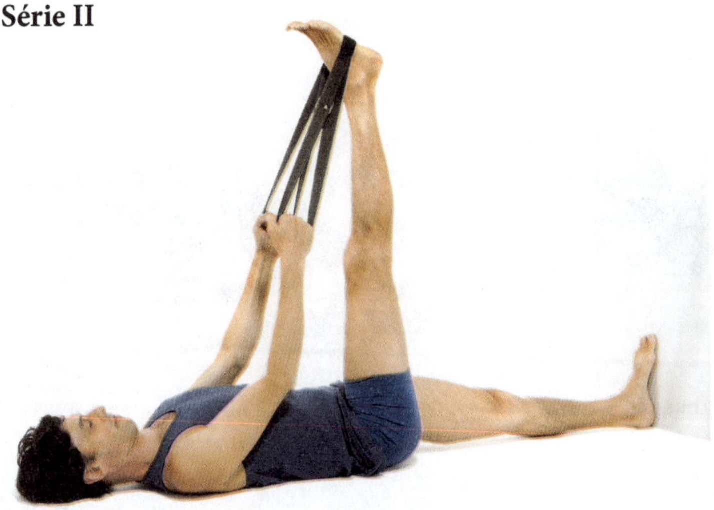

1 – **Supta Padangusthasana 2**
Variação do Asana 3 (aprenda na página 133). Atenção: utilize somente um cinto.

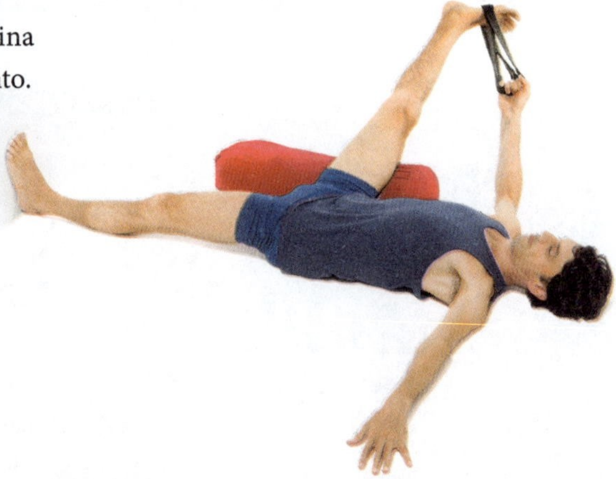

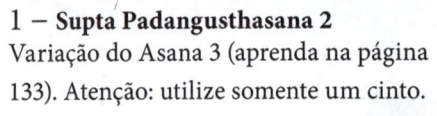

2 – **Supta Padangusthasana Parsva**
Veja Asana 4, página 134.

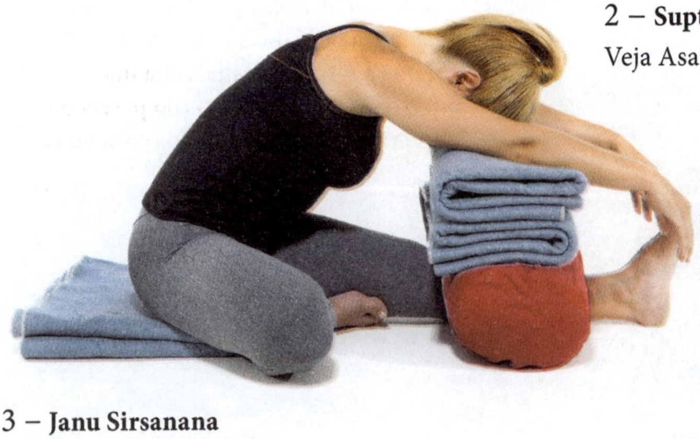

3 – **Janu Sirsanana**
Veja Asana 11, página 141.

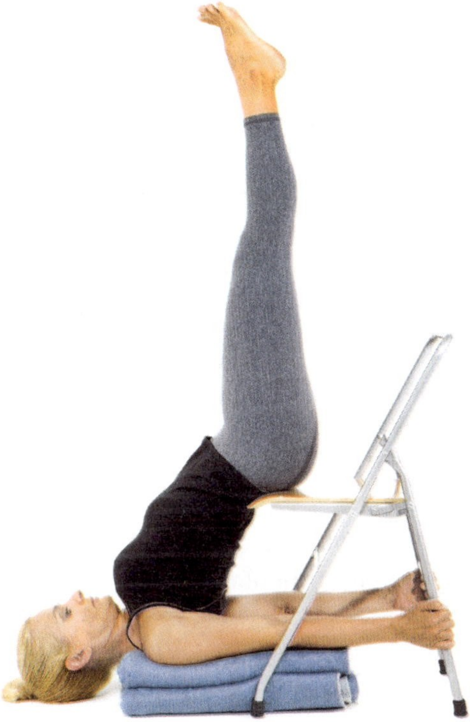

4 – **Salamba Sarvangasana**
Veja Asana 22, página 152.

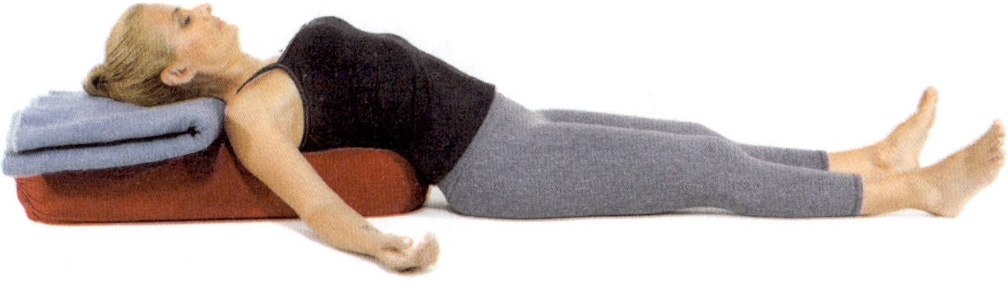

5 – **Savasana 1**
Veja Asana 1, página 131.

Baixa imunidade

A imagem antiga e usual associada ao sistema imunológico é a de um exército combatendo inimigos. Hoje sabemos que um organismo normalmente contém milhares de vírus e bactérias e nem por isso você está doente. Então estamos dizendo que um sistema imunológico saudável é capaz de reconhecer prontamente o que é uma ameaça e o que deve ser eliminado de seu corpo para manter sua saúde.

O yoga nos ensina, desde seus fundamentos, a lidar com as constantes mudanças, imprevisibilidades e ciclos da vida, ao desenvolver uma atitude desperta e ao mesmo tempo tranquila perante o que se apresenta.

A prática das posturas não modifica os fatos externos, e, sim, a atitude interna, trazendo flexibilidade e maior facilidade de adaptação a esses mesmos fatos.

Analogamente, o yoga não vai alterar a quantidade de micro-organismos que invadem seu corpo, mas aumentará sua capacidade de reconhecer o que precisa ser eliminado.

Outro ganho que vem com a prática do yoga é que se torna natural reconhecer melhor o que é bom ou não, seja um alimento, um hábito, uma informação, quer dizer, o que nutre seu organismo como um todo.

Quer você identifique uma questão imunológica passageira ou crônica, é bom ter em mente que a função do sistema imune está relacionada aos vários sistemas do corpo, e, por isso, selecionamos asanas que têm uma função holística, propiciando integração entre esses sistemas.

Série I

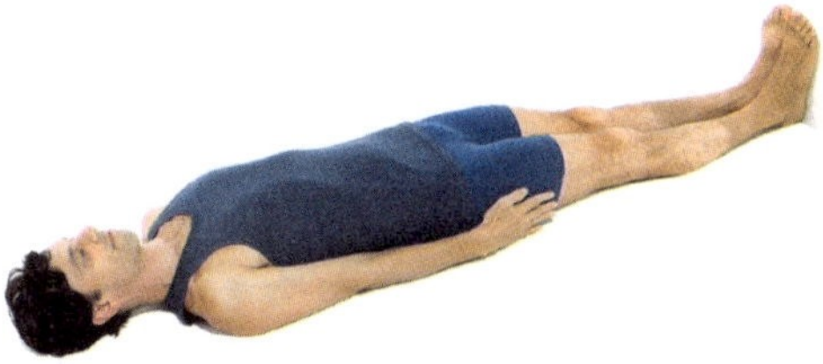

1 – **Tadasana 8**
Variação deitada do Asana 14 (aprenda na página 144). Ao deitar, centralize o corpo transversal à parede, alinhando o nariz com o peito, com o púbis, com os joelhos e dedões dos pés. Mantenha o queixo levemente para baixo. Permaneça de 2 a 6 minutos.

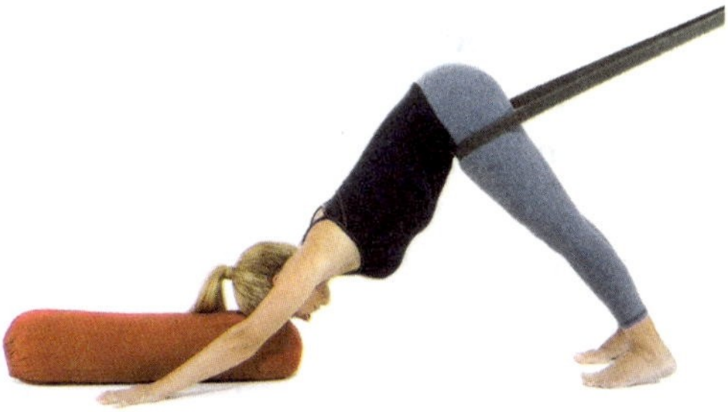

2 – **Adhomukha Svanasana**
Veja Asana 15, página 145.

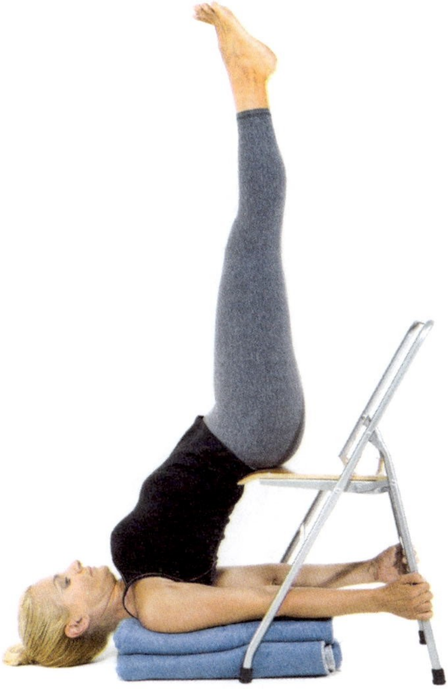

3 – **Salamba Sarvangasana**
Veja Asana 22, página 152.

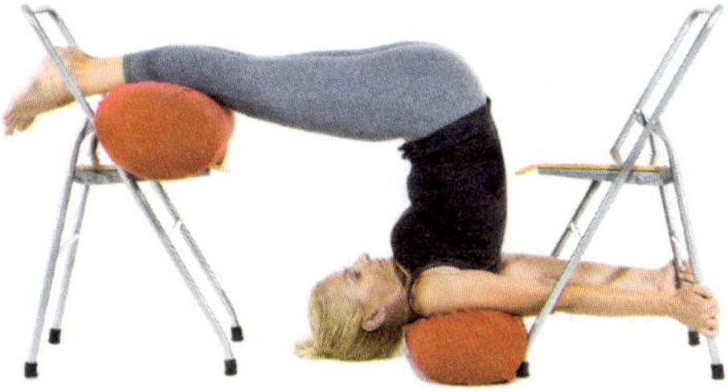

4 – **Ardha Halasana**
Veja Asana 23, página 154.

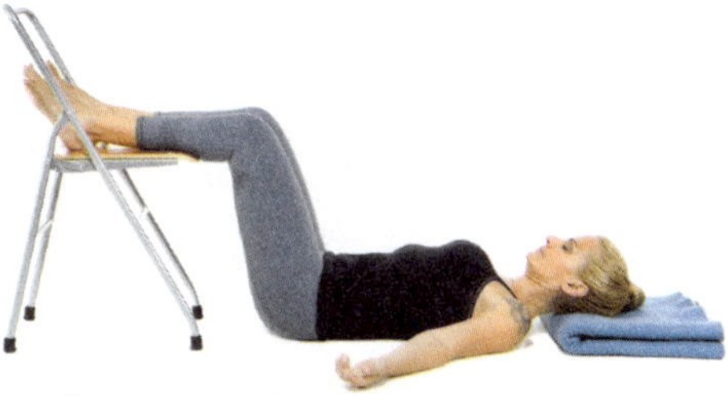

5 – **Savasana 12**
Variação do Asana 1 (aprenda na página 131). Mantenha as coxas inclinadas e apoie somente a base do crânio em uma altura em que a testa fique mais alta do que o queixo. Afaste os ombros do pescoço e observe as palmas das mãos para cima.

Cansaço mental

Ensinamento yogue: comer muito, falar muito e pensar muito desgastam o organismo.

O yoga sempre nos mostra que os extremos causam desequilíbrio, e com a mente não é diferente.

Quando trabalhamos muito existe uma demanda de raciocínio ou de concentração acima do nosso normal, fazendo com que, mesmo dispostos fisicamente, prevaleça uma sensação de desânimo.

É comum ouvir um aluno dizer que precisa dormir porque está com a mente cansada.

Quantas vezes você dormiu em situações assim e não adiantou?

O que é preciso nesses casos é um contato maior com uma atividade física como os asanas, que conectam a atenção com os músculos, com o corpo e com a circulação sanguínea na própria região cerebral. Isso, sim, pode proporcionar um sono posterior restaurador.

Outro recurso muito simples para se recuperar do cansaço mental é ficar períodos em silêncio, o que é chamado de *Mouna* no yoga. Algo que muitas vezes esquecemos, buscando descansar a mente com mais atividade e aceleração.

Nos três primeiros asanas desta série, você vai experimentar um fluxo sanguíneo na região da cabeça que trará uma sensação de restauração da energia mental. O quarto asana, que aparece em várias séries, é o grande finalizador, que ajuda a assimilar os benefícios da prática.

Série I

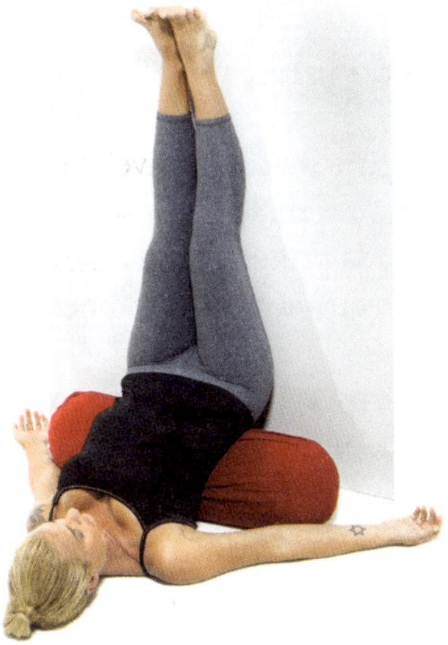

1 – **Viparita Karani**
Veja Asana 21, página 151.

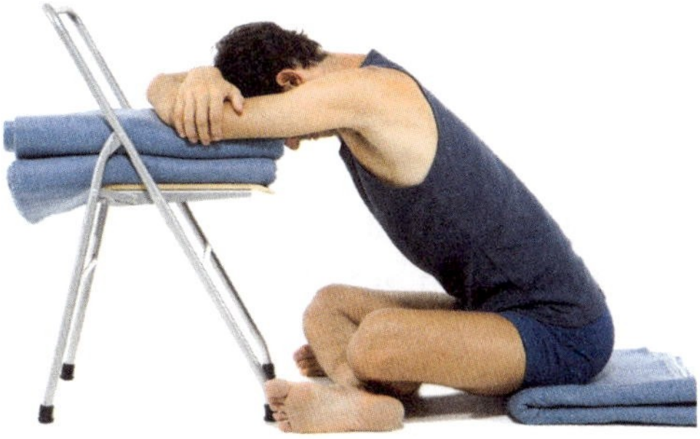

2 – **Swastikasana 2**
Sentado com as pernas cruzadas à frente com o pé posicionado debaixo do joelho, relaxe as coxas e pernas para baixo. Apoie a testa relaxando o pescoço, os braços e as mãos. Procure uma altura do quadril e da cadeira em que suas costas fiquem alongadas conforme a foto. No total, permaneça de 5 a 15 minutos mudando a posição do cruzamento das pernas. Para sair da postura, alongue as costas, levando-as para mais perto da cadeira e voltando o corpo para a posição vertical.

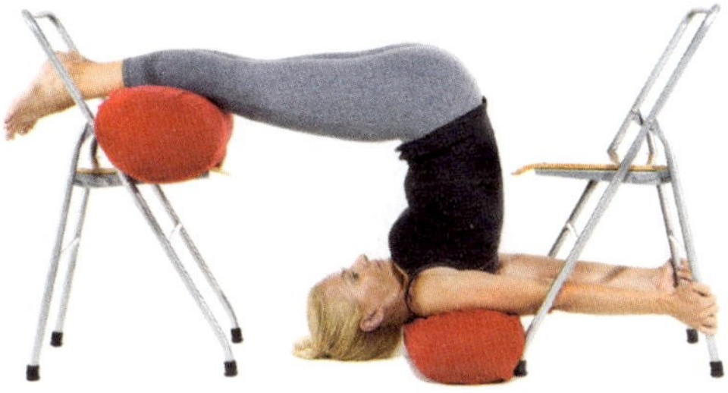

3 – **Ardha Halasana**
Veja Asana 23, página 154.

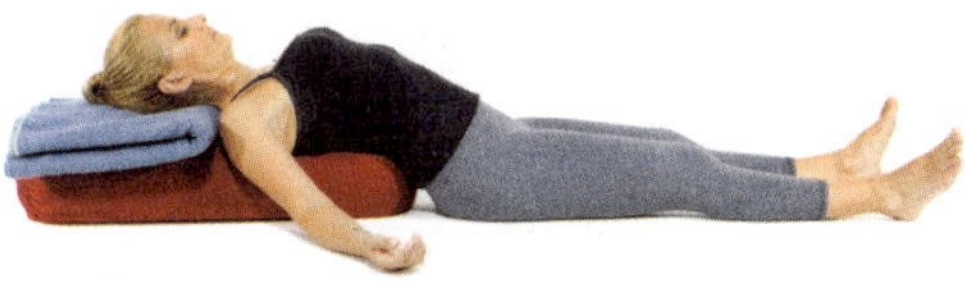

4 – **Savasana 1**
Veja Asana 1, página 131. Você também pode utilizar uma bandagem nos olhos neste asana. Durante o tempo de permanência nesta postura, pratique o seguinte pranayama: observe a entrada e saída do ar sem tentar controlar esses movimentos.

Depressão

Observo que alunos com queixas de depressão parecem estar lutando para dissociar a mente do corpo.

Estar dentro de um universo mental é mais seguro ou confortável do que entrar em contato com o corpo, onde o desânimo e a tristeza são sentidos.

Do meu ponto de vista, isso é uma zona cômoda protegida pela inércia.

No yoga, quebramos essa inércia com asanas que ativam movimentos internos, movimentos do prana.

Lembra-se do Sr. Prana, citado nos primeiros capítulos? Em todos os seus momentos ou períodos de depressão, ele nunca abandonou suas tarefas para manter você vivo! Na verdade, os movimentos internos nunca cessam, mesmo quando a letargia toma conta de nosso corpo.

As posturas restauradoras são especialmente benéficas para quem sofre de depressão, pois são viáveis para aqueles que ainda não conseguem executar as posturas com mais movimentos.

Série I

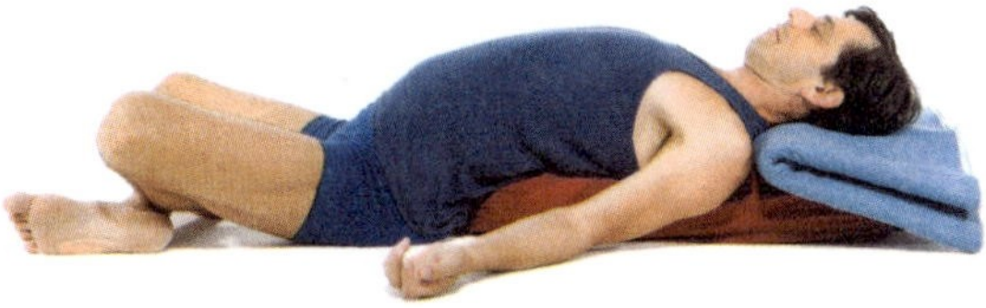

1 – **Swastikasana 3**
Deite-se com as pernas cruzadas e relaxadas para baixo. Apoie a cabeça com a testa mais alta do que o queixo, relaxando os braços e as palmas para cima. No total, permaneça de 5 a 15 minutos mudando a posição do cruzamento das pernas. Para sair da postura, deite para o lado direito, apoie a cabeça e permaneça assim por 1 a 2 minutos. Em seguida, sente-se e fique mais 1 a 2 minutos antes de ficar de pé.

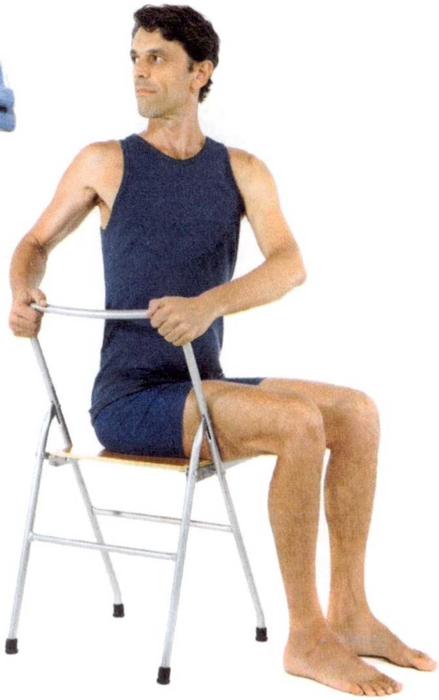

2 – **Bharadvajasana**
Veja Asana 27, página 158.

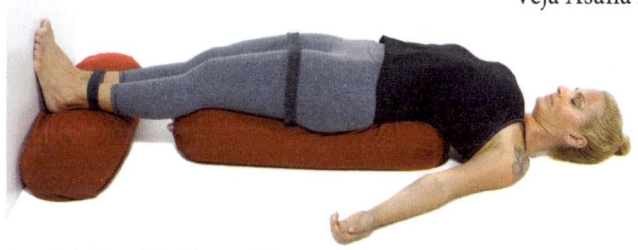

3 – **Setubandha Sarvangasana**
Veja Asana 2, página 132.

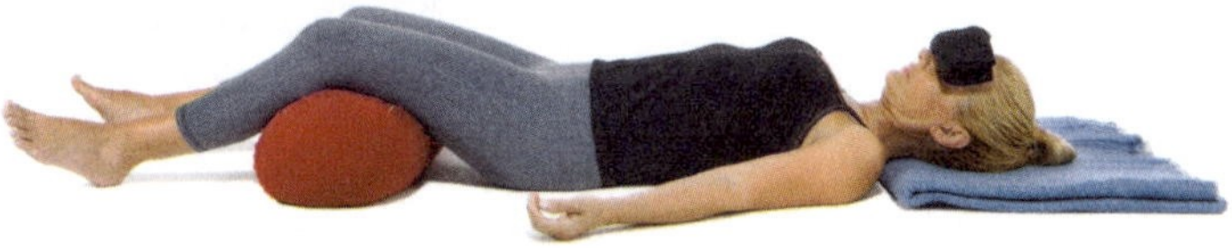

4 – **Savasana 2**
Variação do Asana 1 (aprenda na página 131). Afaste bem os ombros do pescoço, mas mantenha-o acima do cobertor.

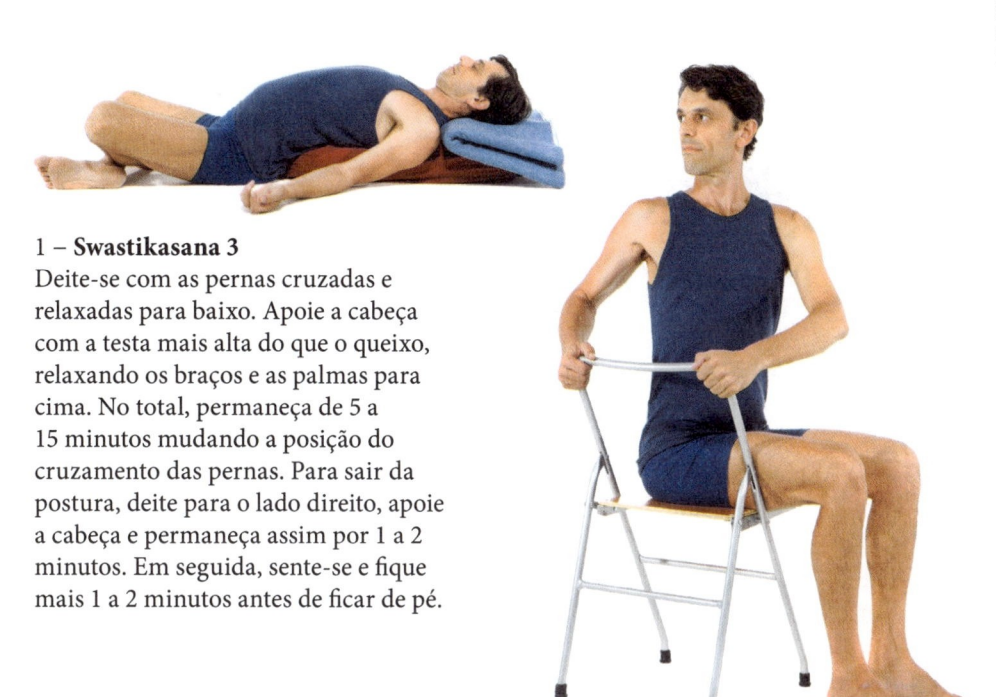

Série II

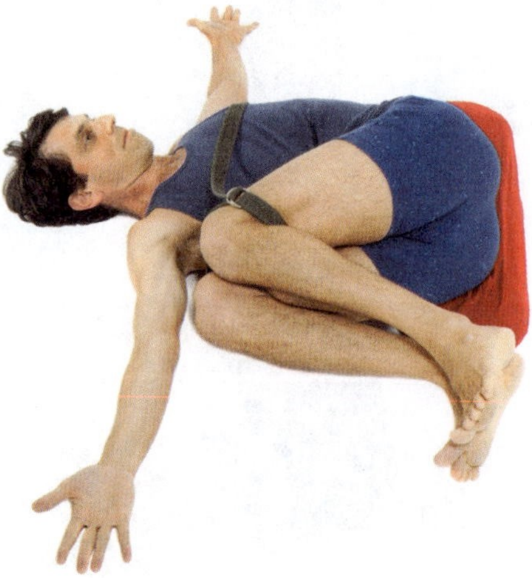

1 – **Jathara Parivartanasana**
Veja Asana 8, página 138.

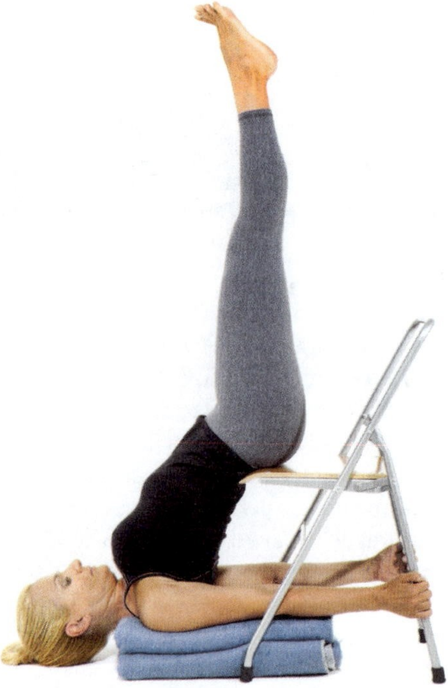

2 – **Salamba Sarvangasana**
Veja Asana 22, página 152.

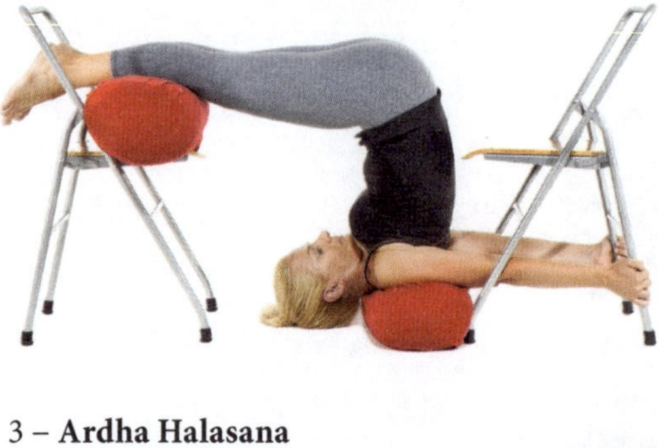

3 – **Ardha Halasana**
Veja Asana 23, página 154.

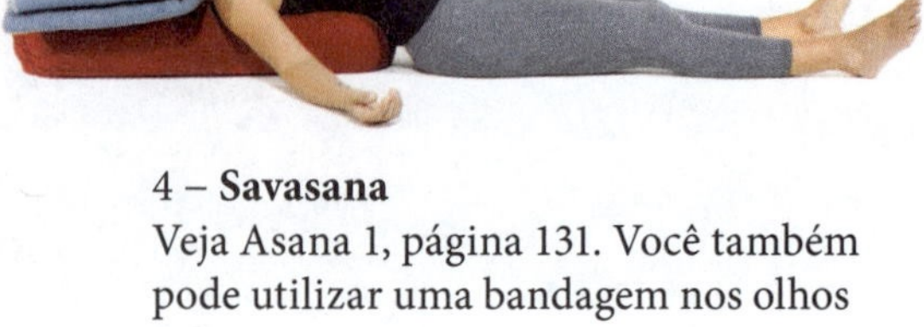

4 – **Savasana**
Veja Asana 1, página 131. Você também pode utilizar uma bandagem nos olhos neste asana.

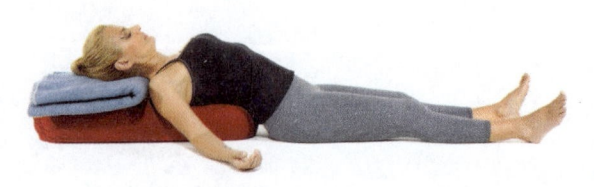

Série III

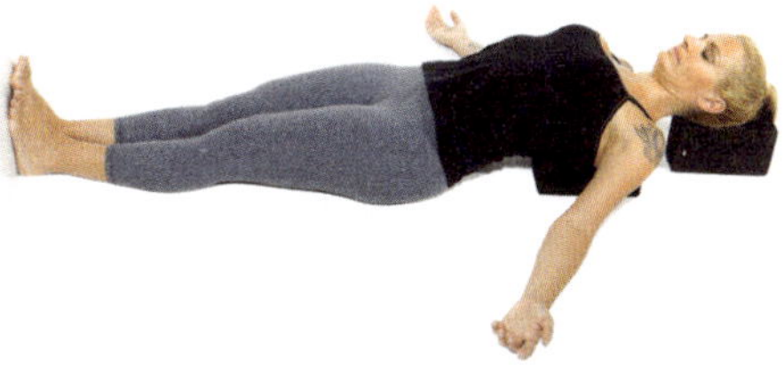

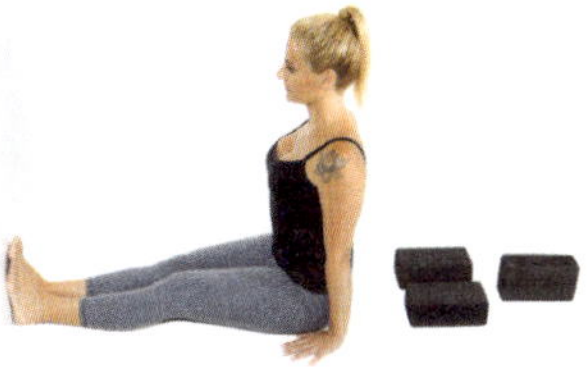

1 – **Savasana 14**
Variação do Asana 1 (aprenda na página 131). Observe a exata posição dos blocos, como mostra a foto, e apoie com precisão as duas escápulas sobre os blocos. Centralize bem todo seu corpo transversal a uma parede, com os pés juntos e plantados na parede.

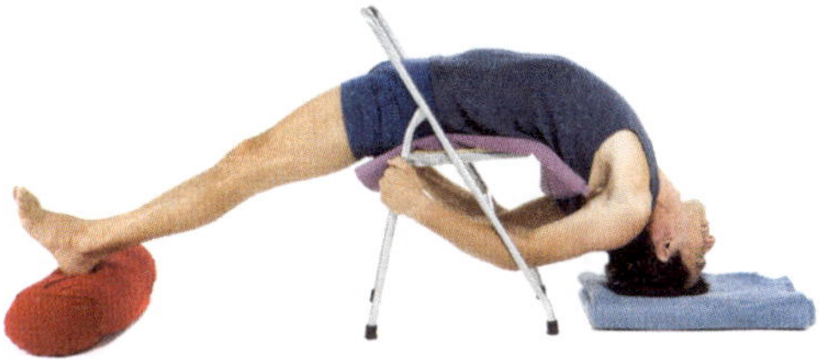

2 – **Viparita Dandasana**
Veja Asana 13, página 143.

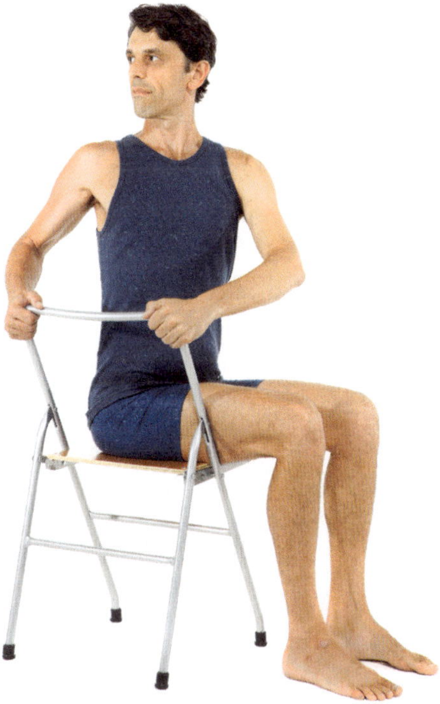

3 – **Bharadvajasana**
Veja Asana 27, página 158.

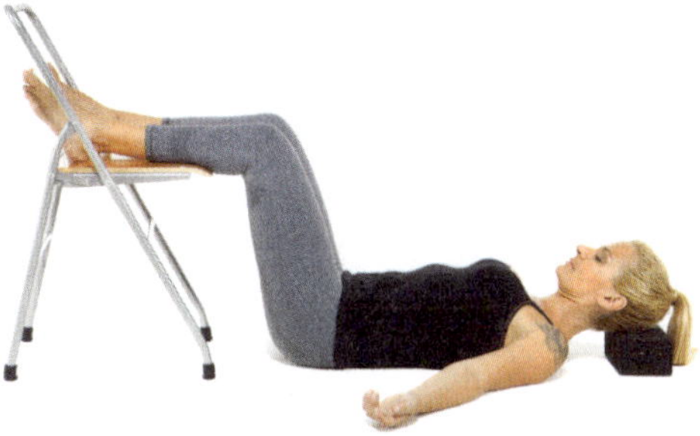

4 – **Savasana 12**
Variação do Asana 1 (aprenda na página 131). Mantenha as coxas inclinadas e apoie somente a base do crânio em uma altura em que a testa fique mais alta do que o queixo. Afaste os ombros do pescoço e observe as palmas das mãos para cima.

Desidratação

Febre alta, vômito e diarreia (presentes em várias patologias), exposição excessiva ao calor ou muito exercício podem causar um estado debilitado: a desidratação.

Algumas medidas são óbvias e fundamentais em casos assim: hidratar-se, evitar excesso de roupas e procurar apoio médico se os sintomas persistirem.

Os asanas aqui indicados apoiarão a recuperação, pois ativam os benefícios do repouso e também aliviam o enjoo e a diarreia quando presentes.

Série I

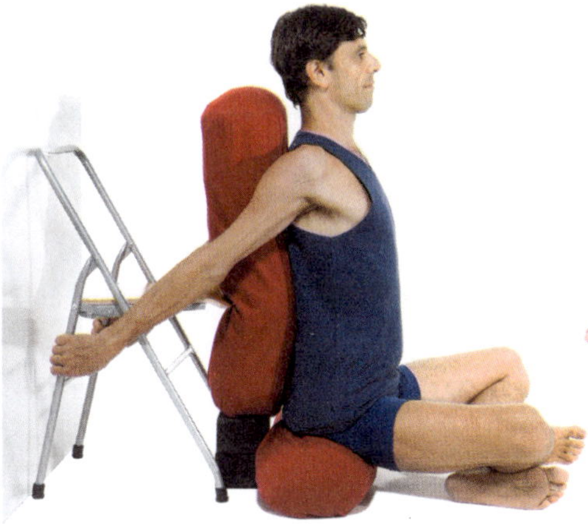

1 – **Swastikasana**
Veja Asana 10, página 140.

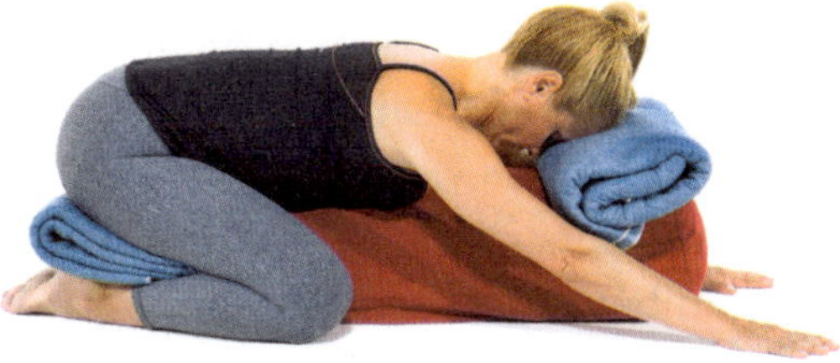

2 – **Adhomukha Virasana**
Veja Asana 9, página 139.

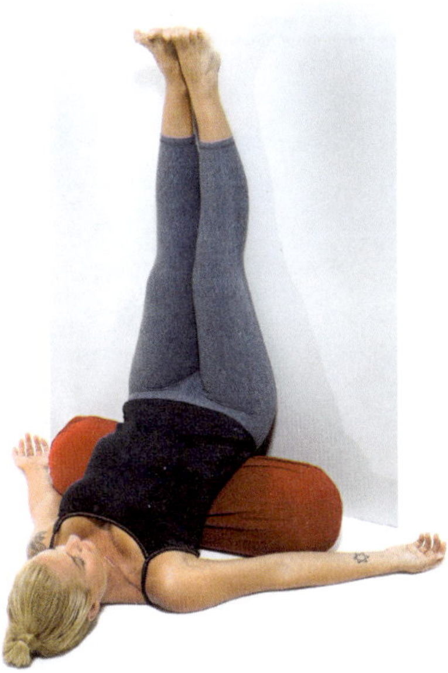

3 – **Viparita Karani**
Veja Asana 21, página 151.

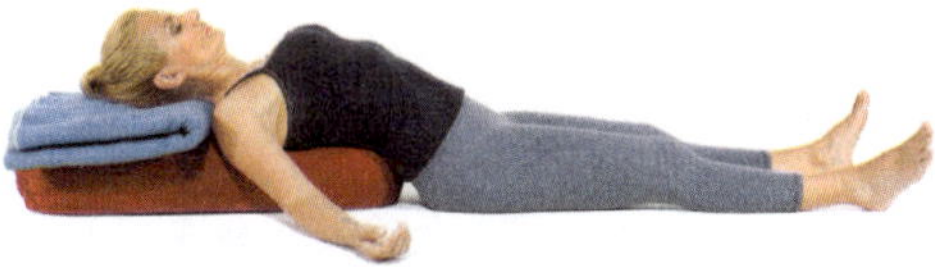

4 – **Savasana**
Veja Asana 1, página 131.

Diarreia

Independente do agente causador, no yoga entendemos a diarreia como um excesso de prana (apana) ativando a eliminação através dos intestinos. Assim como no sintoma anterior, a desidratação, é necessário apoio médico quando os sintomas persistem. Porém, alguns cuidados podem ter efeito imediato, como evitar flexões para a frente para não provocar mais dor, desconforto e evacuação.

Os asanas devem trazer alívio, reduzindo o número de defecações e também o desconforto na região abdominal, as sensações de cólica e queimação interna. Nesse caso, ao aplicar yoga, observei que as posturas invertidas indicadas aqui ajudam a alterar gradativamente o fluxo do *apana*, regularizando o movimento peristáltico.

Se sentir fraqueza, descanse!

Série I

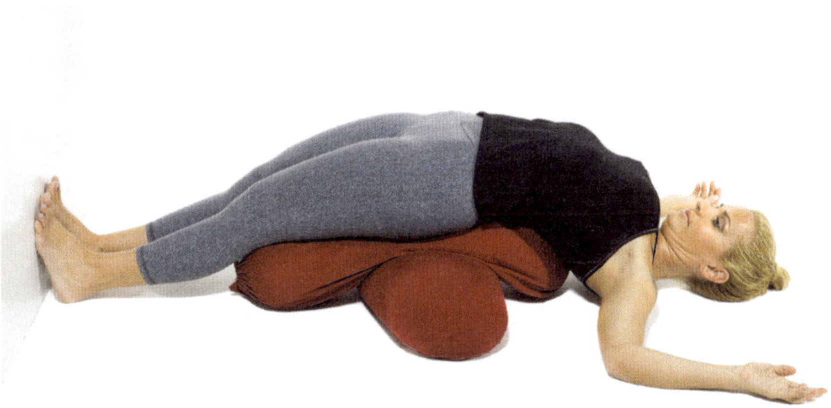

1 – **Setubandha Sarvangasana 2**
Variação do Asana 2 (aprenda na página 132). Com dois almofadões cruzados e sobrepostos, sente-se na parte mais alta antes de deitar. Na posição deitada, certifique-se de que os pés estejam bem juntos e inteiros em contato com a parede. Mantenha esforço nas pernas esticadas (coxas para baixo). Com os ombros no chão, afaste-os bem do pescoço e relaxe-os com o queixo para baixo. Relaxe os braços e mãos com as palmas para cima. Para sair da postura, dobre as pernas e apoie os pés no chão, escorregando para trás. Vire de lado até sair totalmente do apoio, deite-se para o lado direito e dobre as pernas com as coxas na direção do peito. Apoie a cabeça e permaneça assim por 1 a 2 minutos. Em seguida sente-se e mantenha-se assim por mais 1 a 2 minutos antes de ficar de pé.

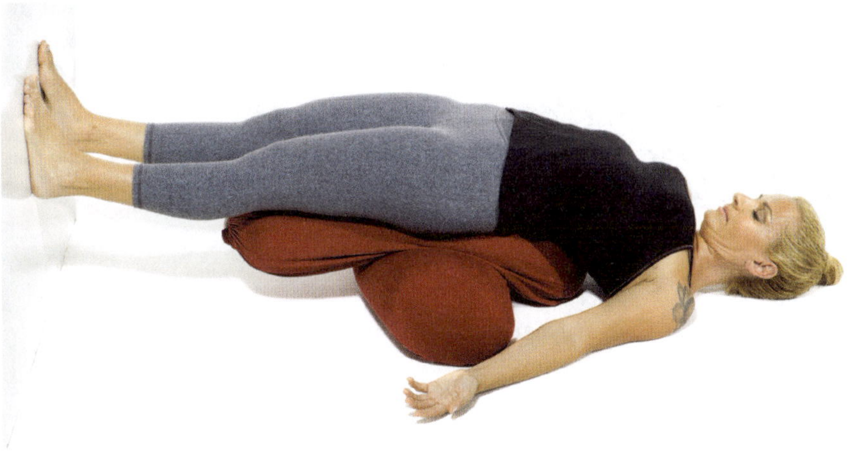

Se sentir dificuldade na permanência ou desconforto nas costas (lombar), coloque os pés na altura do quadril.

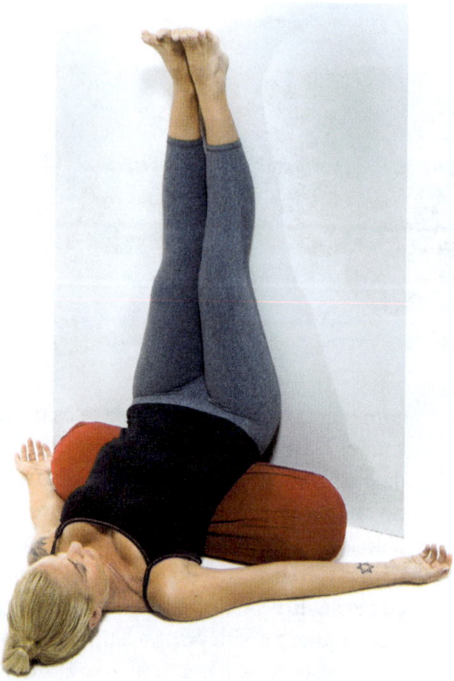

2 – **Viparita Karani**
Veja Asana 21, página 151.

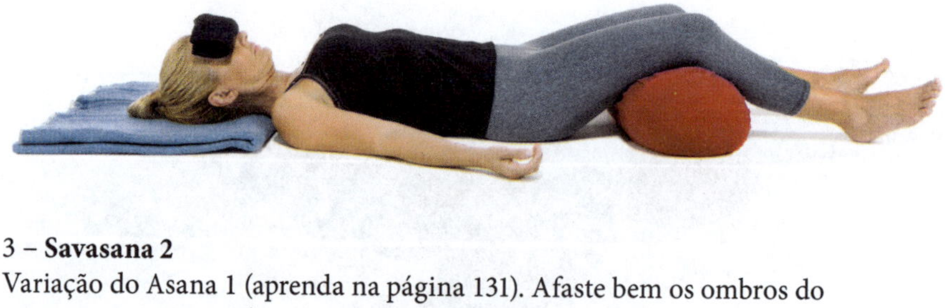

3 – **Savasana 2**
Variação do Asana 1 (aprenda na página 131). Afaste bem os ombros do pescoço, mas mantenha-o acima do cobertor.

Série II

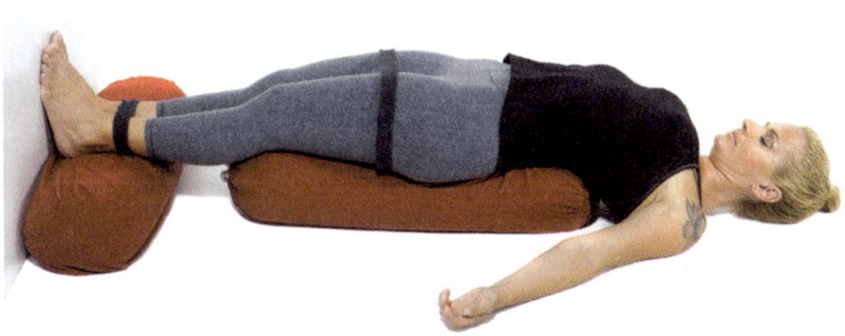

1 – **Setubandha Sarvangasana**
Veja Asana 2, página 132.

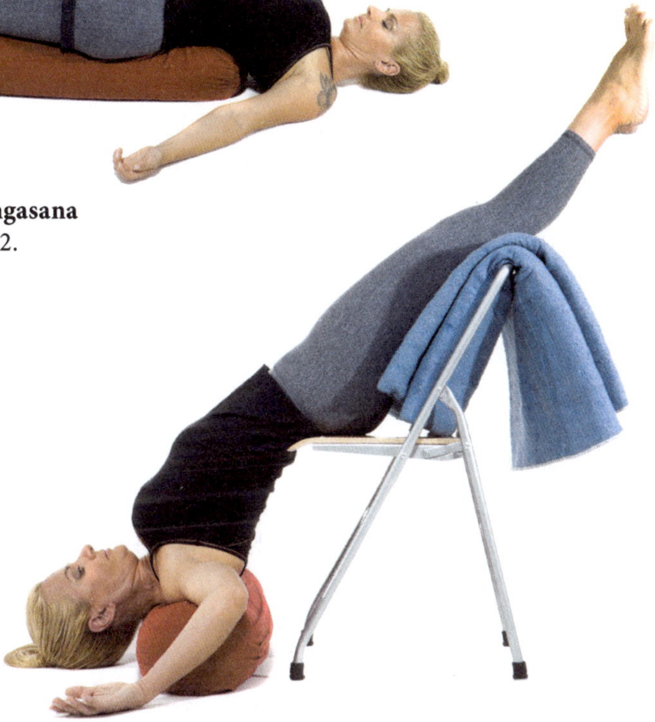

2 – **Salamba Sarvangasana 3**
Variação do Asana 22 (aprenda na página 152), em que você desce as pernas e, ao apoiá-las na cadeira, mantenha-as esticadas. Nesta variação, mantenha o peito na direção do queixo e este levemente para baixo. Coloque uma parte do pescoço apoiada (no almofadão ou cobertor) e os ombros totalmente apoiados. Evite olhar para os lados girando o pescoço e fique com o rosto para cima.

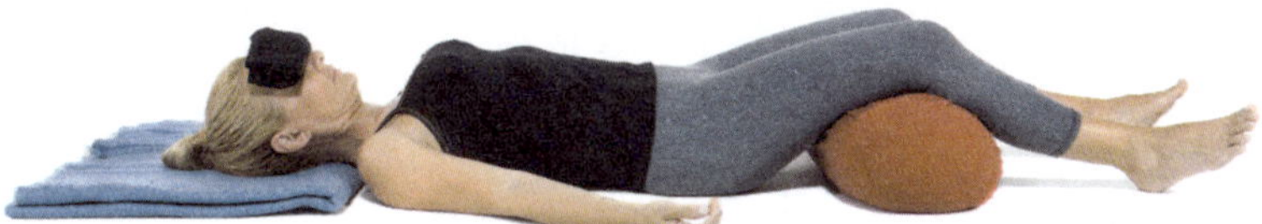

3 – **Savasana 2**
Variação do Asana 1 (aprenda na página 131). Afaste bem os ombros do pescoço, mas mantenha-o acima do cobertor.

Digestão

Aprendemos cedo na escola que a digestão começa pela boca.

Só que provavelmente esqueceram-se de contar que você come "outras coisas" junto com uma refeição, as que entram pelos olhos e ouvidos.

Com quem você está comendo? A que você está assistindo durante a refeição? Que assuntos estão fazendo parte de suas conversas?

É comum a busca de uma digestão melhor através da mudança do que se come, mas muitas vezes a má digestão pode estar relacionada às tensões durante a refeição. Somos influenciados por tudo o que acontece ao redor, e isso pode nos relaxar ou tensionar, afastando-nos até do sabor da comida e, consequentemente, da boa digestão.

Paralelamente, é necessário ainda considerar alguns pontos.

Se você faz uma atividade física e/ou mental forte após uma refeição, você divide a energia que é gasta para a digestão, que não é pouca. Outro ponto importante é em relação à posição do estômago, pois a má postura após uma refeição aperta o aparelho digestivo e dificulta todo o processo.

Os yogues dizem que a sensação de má digestão vem, em geral, porque você se excedeu na quantidade de alimentos – ou de alimentos inadequados – e apagou o fogo gástrico, assim como alguém que põe tanta lenha na fogueira que acaba por abafar seu oxigênio. Esses asanas, ao contrário da recomendação já dada de prática regular distante das refeições, devem ser praticados quando se está com a sensação de má digestão.

Série I

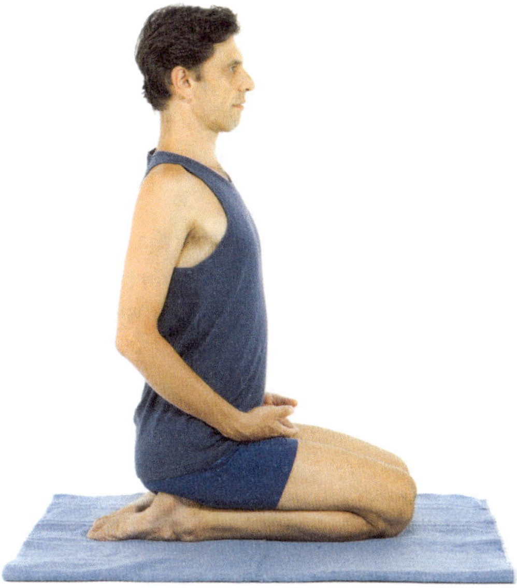

1 – **Vajrasana**
Veja Asana 28, página 159.

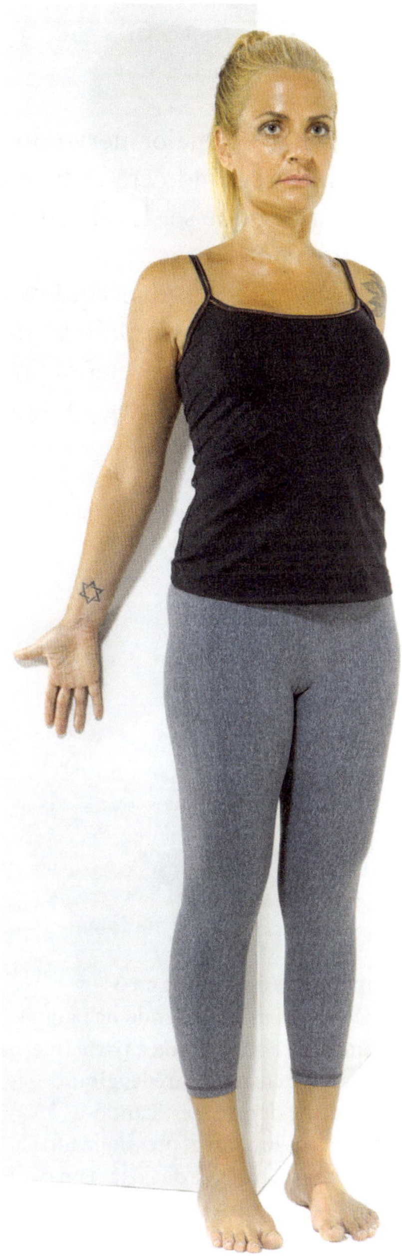

2 – **Tadasana 6**
Variação do Asana 14 (aprenda na página 144). Apoie a cabeça, o centro das costas e as nádegas na quina entre duas paredes. Com os pés afastados e a quina entre eles, vire as palmas das mãos para fora. Permaneça de 1 a 4 minutos.

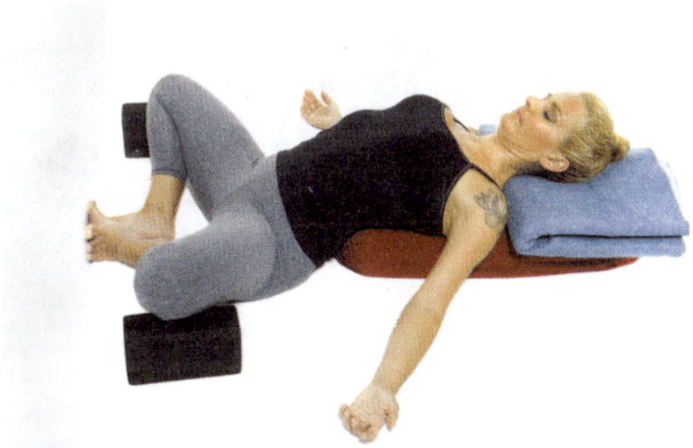

3 – **Supta Baddhakonasana**
Veja Asana 7, página 137.

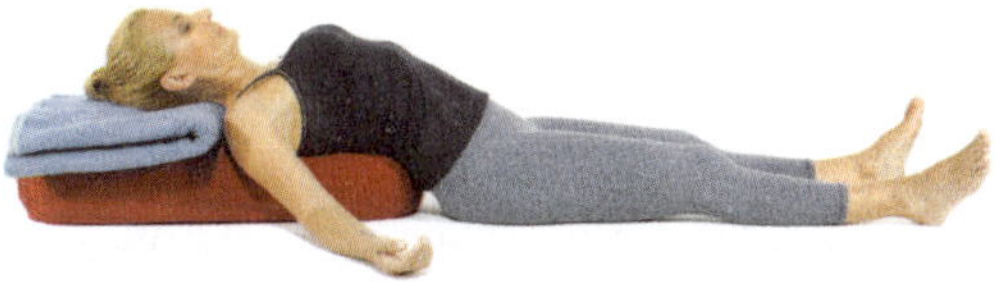

4 – **Savasana 1**
Veja Asana 1, página 131.

Dor ciática

O ciático é o maior nervo do corpo, iniciando-se na região lombar da coluna e seguindo em cada coxa e perna posterior até os pés. Assim, a dor ciática pode ser localizada junto à nádega, mas irradiar-se muitas vezes até o pé.

Em algum dos asanas aqui propostos, é possível que você sinta a dor aumentar no início da prática, mas você estará trabalhando a abertura de espaço em todas as regiões próximas a ele, como o quadril, a lombar e o alongamento da região junto ao trajeto do nervo, melhorando gradativamente.

Série I

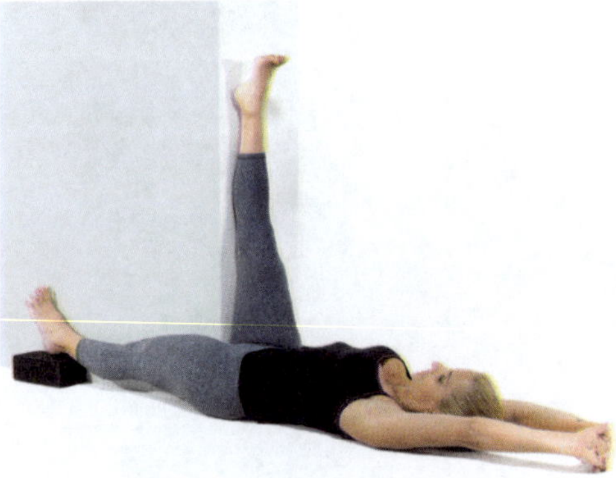

1 – **Supta Padangusthasana 3**
Variação do Asana 3 (aprenda na página 133). Embaixo encoste toda a parte interna do pé, perna e coxa na parede, girando-a para o lado de dentro e esticando-as contra o chão. Em cima, pressione toda a parte de trás da perna e da coxa na parede, esticando-as contra a parede. Repita para o outro lado.

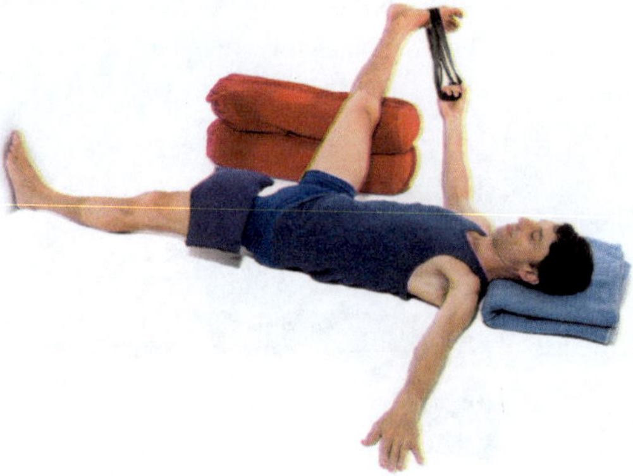

2 – **Supta Padangusthasana Parsva 2**
Variação do Asana 3 (aprenda na página 133). Apoie o cotovelo no chão, gire a coxa direita (coxa erguida) para fora, mas fique com a linha do lado de fora do pé erguido paralelo ao chão. Apoie a coxa (como na foto) em dois almofadões para uma permanência maior, mas mantenha os músculos das coxas (quadríceps) firmes e contraídos. Na coxa que permanece no chão, coloque um peso próximo ao quadril. Repita para o outro lado.

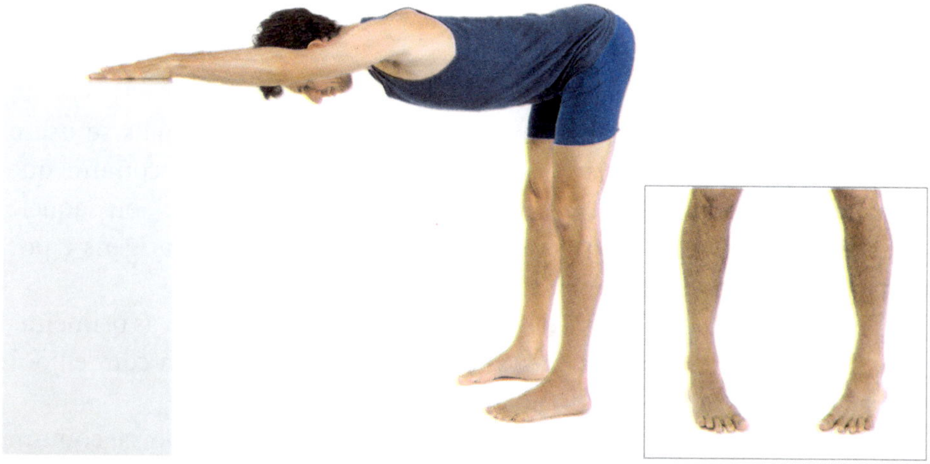

3 – **Ardha Uttanasana**
Veja Asana 16, página 146.
Observe a posição dos calcanhares afastados e a aproximação dos dedões.

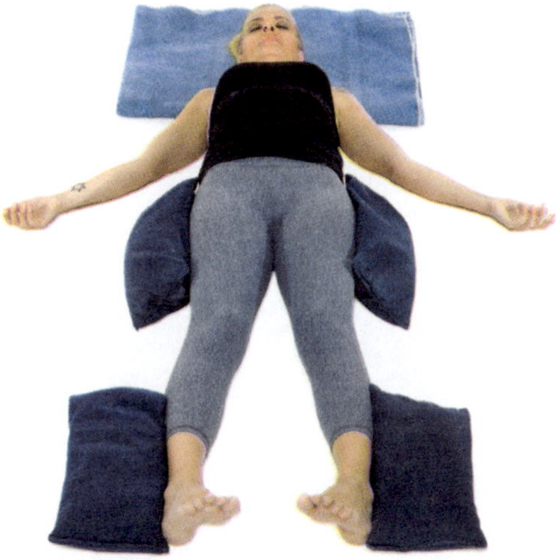

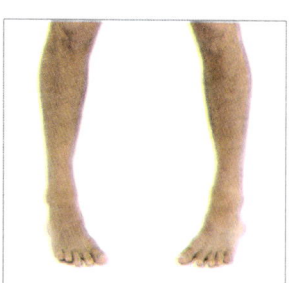

5 – **Savasana 5**
Variação do Asana 1 (aprenda na página 131). Atenção: o objetivo desses pesos ou apoios azuis é manter suas coxas e pernas relaxadas, mas giradas para dentro. Na posição sentada, antes de deitar, gire para dentro com as mãos suas coxas e pernas. Afaste bem os ombros do pescoço e mantenha-o acima do cobertor.

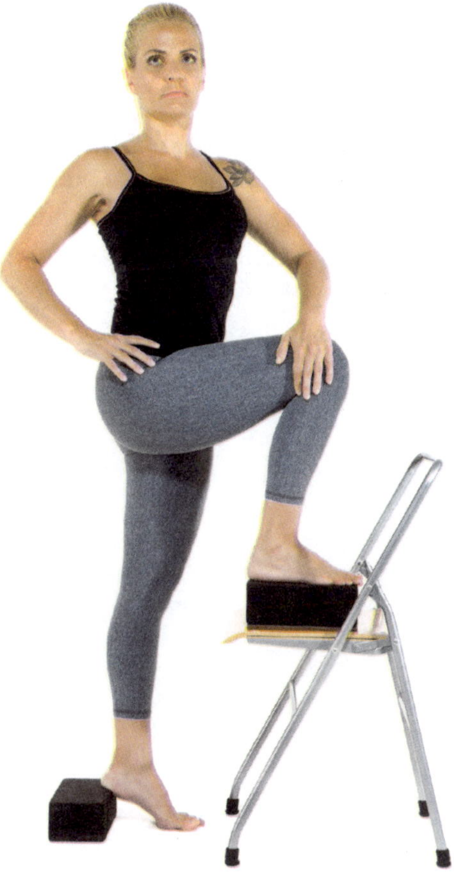

4 – **Marichyasana**
Veja Asana 30, página 161.

Dor de cabeça

Dor de cabeça talvez seja um dos males para os quais mais se usam indiscriminadamente remédios de ação sintomática. É tão comum que usamos até a expressão "aquela pessoa me dá dor de cabeça" ou "aquele tipo de situação me dá dor de cabeça". Ela pode ter muitas origens e por isso é importante investigar a causa.

Quando um aluno reclama de dor de cabeça em sala de aula, as primeiras perguntas que faço são: "Acontece com frequência? Você está com enjoo? Dormiu pouco? Ficou irritado hoje? Tem intestino preso?".

Muitas pessoas não detectam a origem da dor de cabeça, pois é comum que ela entorpeça a percepção dos sentidos. Nesses casos, o efeito de um asana pode trazer clareza quanto à origem dessa dor. Como? Os asanas afloram os sentidos, e, seja amenizando, seja intensificando a dor, o asana ajudará você a localizar as outras sensações que acompanham essa dor e, assim, identificar sua causa.

A seguir você encontrará duas séries benéficas para as dores de cabeça – na maior parte dos casos, você precisa apenas identificar se está ou não com enjoo para escolher qual delas será mais apropriada.

Série I (sem enjoo)

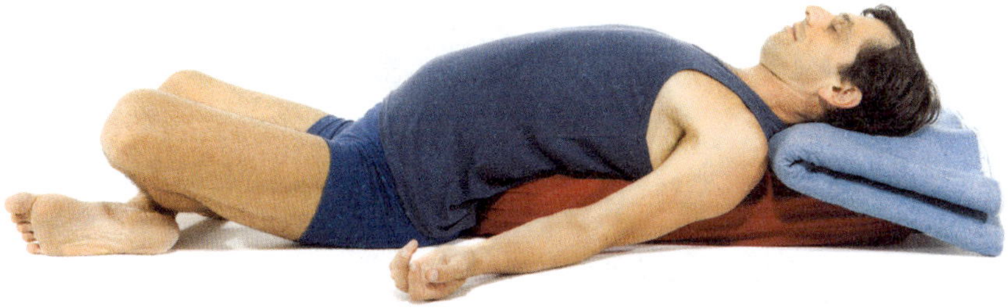

1 – **Swastikasana 3**
Deite-se com as pernas cruzadas e relaxadas para baixo. Apoie a cabeça com a testa mais alta do que o queixo, relaxando os braços e as palmas para cima. No total permaneça de 5 a 15 minutos, mudando a posição do cruzamento das pernas. Para sair da postura, deite para o lado direito, apoie a cabeça e permaneça assim por 1 a 2 minutos. Em seguida, sente-se e fique mais 1 ou 2 minutos antes de ficar de pé.

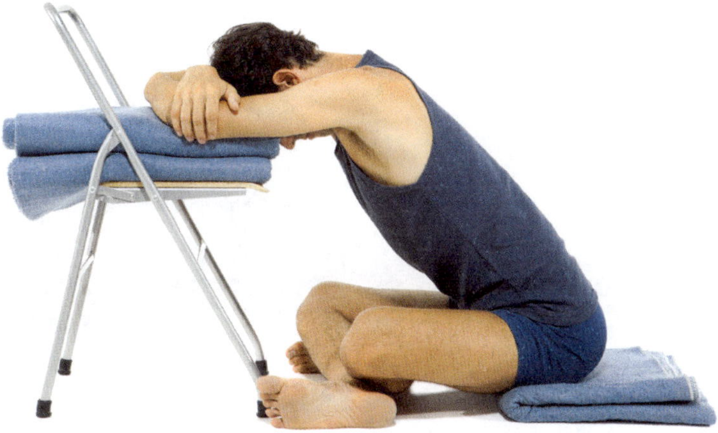

2 – **Swastikasana 2**
Sentado com as pernas cruzadas à frente com o pé posicionado debaixo do joelho, relaxe as coxas e pernas para baixo. Apoie a testa, relaxando o pescoço, os braços e mãos. Procure uma altura do quadril e da cadeira em que suas costas fiquem alongadas conforme a foto. No total permaneça de 5 a 15 minutos, mudando a posição do cruzamento das pernas. Para sair da postura, alongue as costas, levando-as para mais perto da cadeira e voltando o corpo para a posição vertical.

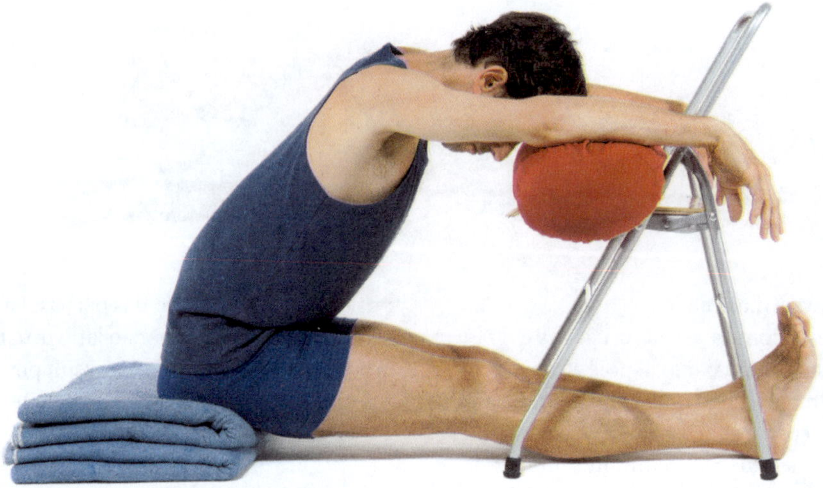

3 – **Paschimottanasana**
Veja Asana 12, página 142.

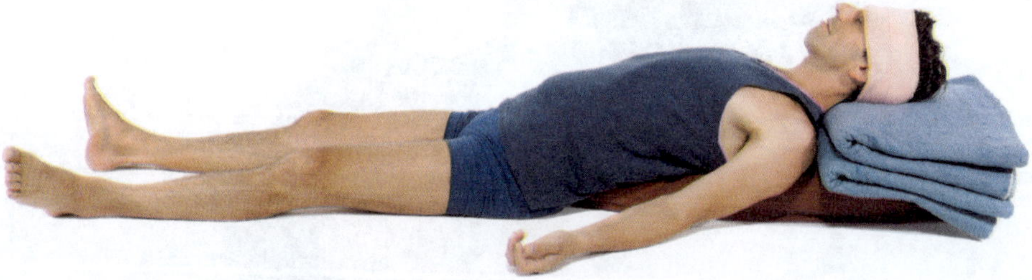

4 – **Savasana 6**
Variação do Asana 1 (aprenda na página 131). A bandagem na testa não deve estar apertada, mas firme.

Série II (com enjoo)

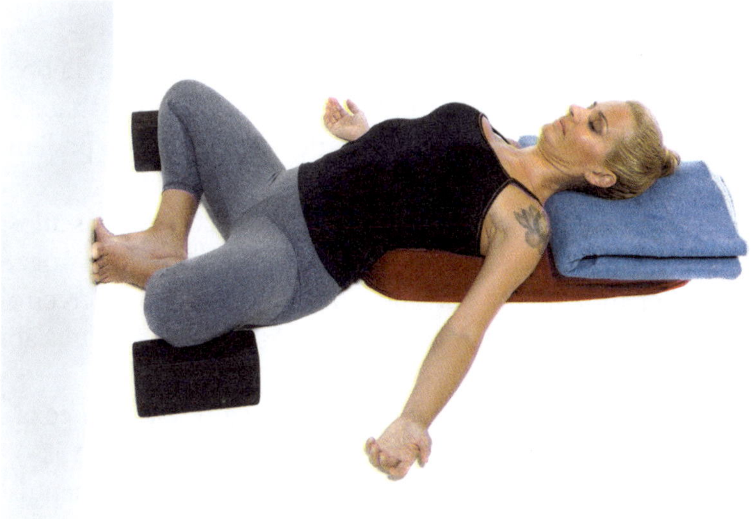

1 – **Supta Baddhakonasana**
Veja Asana 7, página 137.

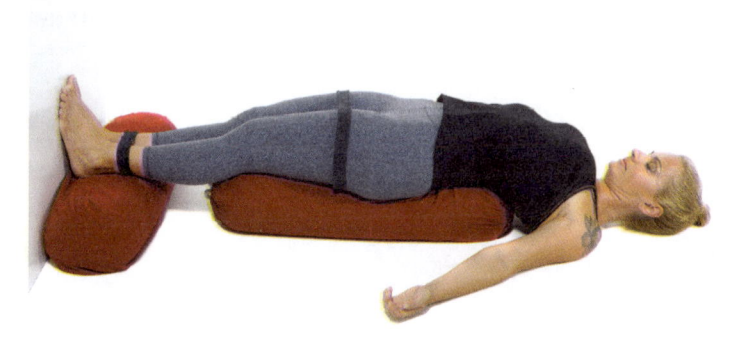

2 – **Setubandha Sarvangasana**
Veja Asana 2, página 132.

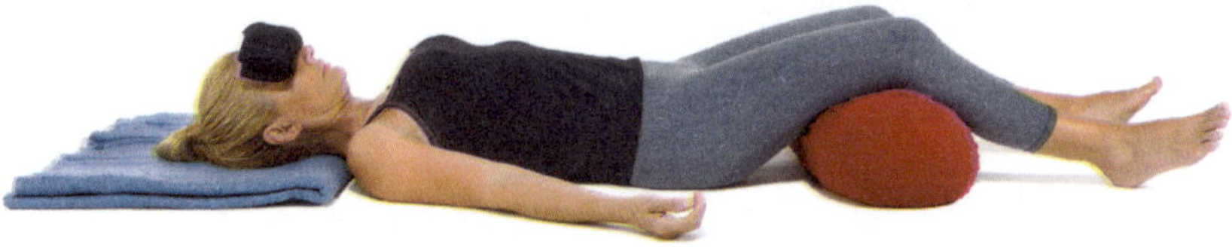

3 – **Savasana 2**
Variação do Asana 1 (aprenda na página 131). Afaste bem os ombros do pescoço, mas mantenha-o acima do cobertor.

Dor nos joelhos

As articulações não vivem sozinhas, elas convivem e dependem da boa função umas das outras. Fatores como mudança de peso, novos hábitos e novas exigências posturais no trabalho ou na prática de um esporte podem fragilizar a articulação do joelho.

Da mesma forma, caminhar e correr podem fortalecer os músculos da coxa e favorecer o joelho, mas podem também fragilizá-lo. No yoga, costumo sempre trazer movimentos de abertura pélvica como o terceiro asana dessa série, pois muitos problemas do joelho nascem na articulação coxa-quadril.

Os asanas trazem ações isométricas nos músculos da perna e da coxa, aumentando a estabilidade nessa articulação com problemas. Com isso, ocorre uma ação crescente de estabilizar também os pequenos movimentos internos do joelho, que é muito benéfica para recuperar a confiança nos movimentos maiores.

Cuidar do seu joelho pelo yoga demanda paciência e detalhamento, mas vale a pena. O importante é sempre avaliar o grau de alívio que você está obtendo!

Série I

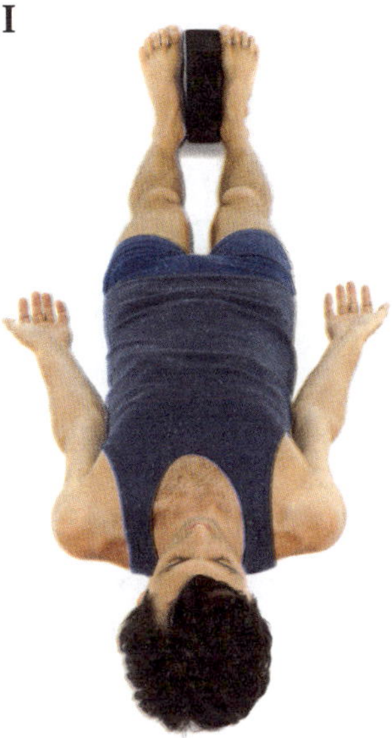

1 – **Tadasana 9**
Variação deitada do Asana 14 (aprenda na página 144). Aperte e mantenha os ossos internos (maléolos) dos tornozelos contra o bloco. Permaneça de 3 a 6 minutos.

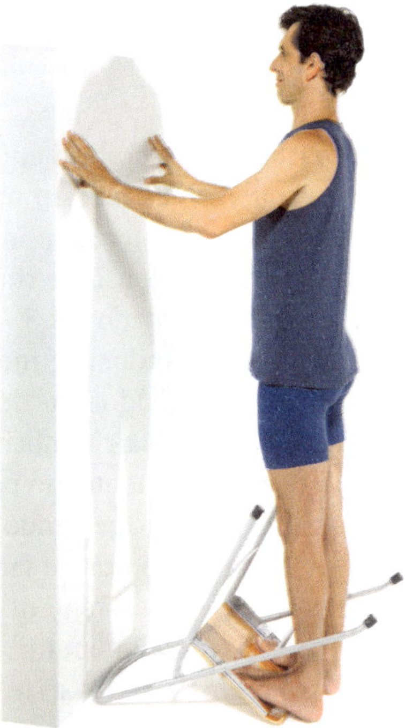

2 – **Tadasana 5**
Variação do Asana 14 (aprenda na página 144). Mantenha os ombros para trás e para baixo, afastando-os do pescoço. No chão, apoie somente os calcanhares, posicionando os pés paralelos na largura do quadril e com os artelhos bem afastados. Permaneça de 1 a 4 minutos.

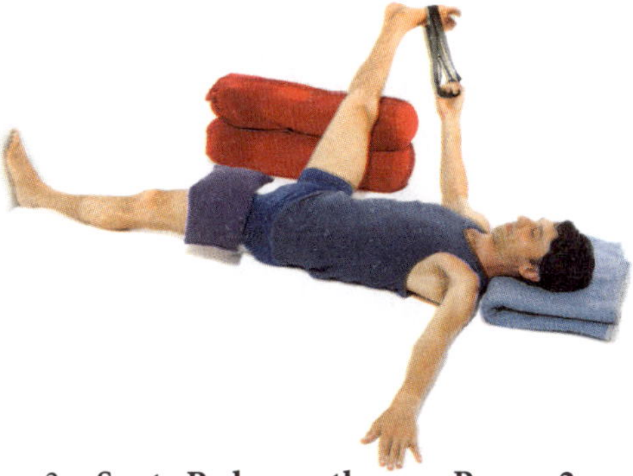

3 – **Supta Padangusthasana Parsva 2**
Variação do Asana 3 (aprenda na página 133). Apoie o cotovelo no chão, gire a coxa direita (coxa erguida) para fora, mas fique com a linha do lado de fora do pé erguido paralelo ao chão. Apoie a coxa (como na foto) em dois almofadões para uma permanência maior, mas mantenha os músculos das coxas (quadríceps) firmes e contraídos. Na coxa que permanece no chão, coloque um peso próximo ao quadril. Repita para o outro lado.

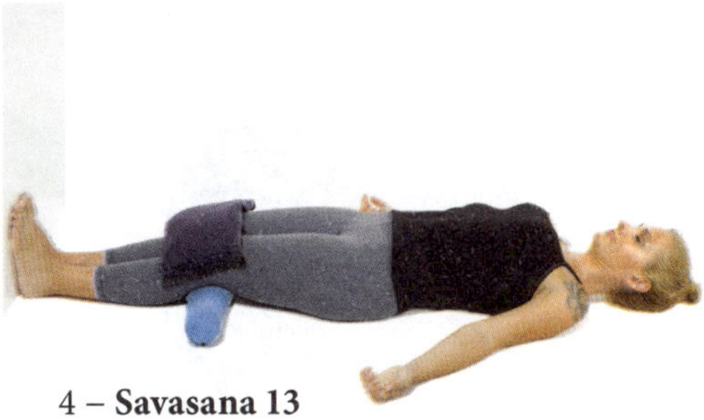

4 – **Savasana 13**
Variação do Asana 1 (aprenda na página 131). Centralize bem todo o seu corpo transversal a uma parede. Com os pés juntos e plantados na parede, coloque o rolinho bem abaixo dos joelhos e o peso bem acima deles.

Dor nos ombros e pescoço

Há três partes no corpo humano que trabalham interligadas: ombros, pescoço e escápulas. Elas moram na chamada cintura escapular, e, assim como a cintura pélvica, oferecem muita mobilidade e por isso são sujeitas a alguns problemas de tensão e dor. Quando eu era pequeno, assistia a um seriado na TV chamado *Os 3 Patetas*. Eles estavam o tempo todo se enroscando e se trombando, bagunçando e tirando as coisas do lugar.

Da mesma forma, quando uma dessas três partes do corpo "sai do lugar", as outras duas tendem a sair também. O lado bom é que, ao cuidarmos de uma delas, irremediavelmente (no pacote) ajudamos as outras duas.

Ombros para a frente, apertando a região do peito para dentro, trazem a médio ou a longo prazo dor ou facilidade de contusão. Observe quantas coisas fazemos hoje que sustentam essa postura: dirigir, digitar, carregar bolsas e mochilas, sem falar em inibição, raiva ou atitude de defesa etc.

Olhando os asanas desta série, você vai entender a primeira ação positiva necessária: os ombros precisam ir para trás e para baixo. Com isso as escápulas descem pelas costas na direção do quadril. Com o tempo você vai perceber que elas seguem para dentro das costas, abrindo a região do peito e completando um movimento muito sadio.

Série I

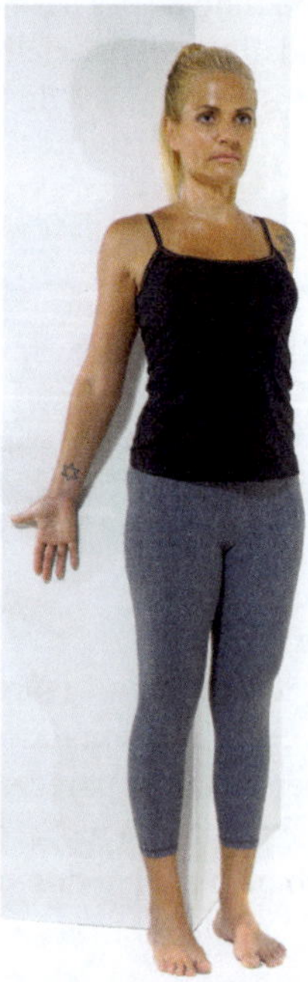

1 – **Tadasana 6**

Variação do Asana 14 (aprenda na página 144). Apoie a cabeça, o centro das costas e as nádegas na quina entre duas paredes. Com os pés afastados e a quina entre eles, vire as palmas das mãos para fora. Permaneça de 1 a 4 minutos.

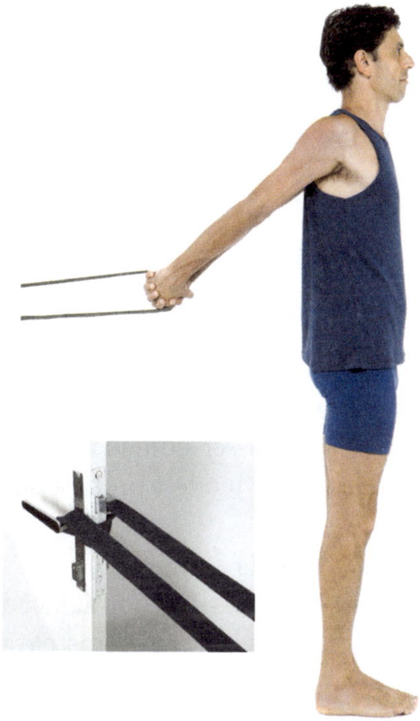

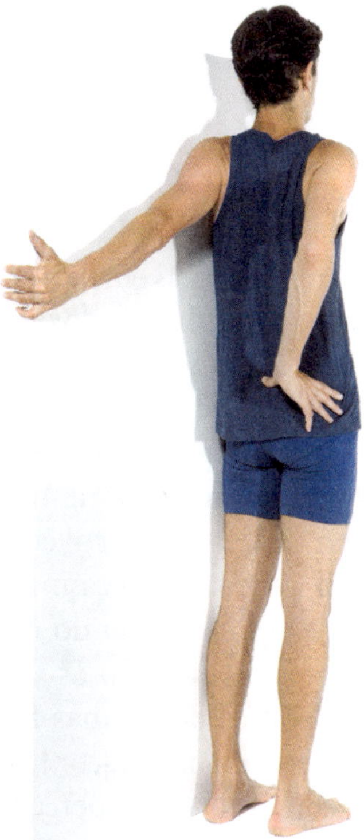

2 – **Tadasana 7**

Variação do Asana 14 (aprenda na página 144). Com o cinto preso (conforme a foto e o detalhe), mantenha os ombros afastados do pescoço. Permaneça de 1 a 5 minutos com os pés juntos.

3 – **Tadasana 10**

Variação do Asana 14 (aprenda na página 144). Mantenha os ombros afastados do pescoço e os pés na largura do quadril. Permaneça de 2 a 4 minutos com cada braço e ajuste a distância do seu corpo da parede, conforme a possibilidade que seus ombros permitirem.

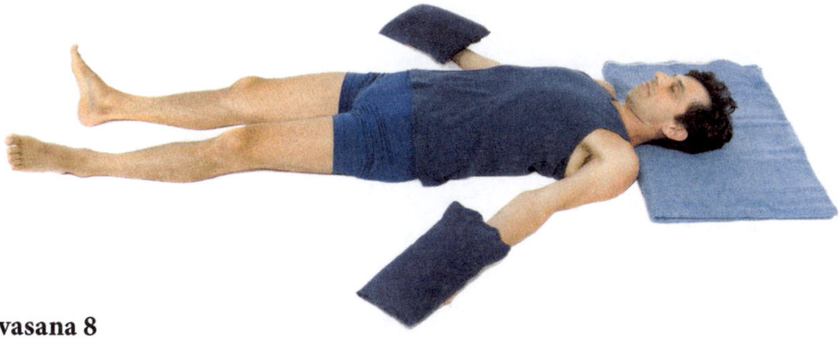

4 – **Savasana 8**

Variação do Asana 1 (aprenda na página 131). Afaste bem os ombros do pescoço, mas mantenha-o acima do cobertor. As palmas das mãos devem estar viradas para cima, abaixo dos pesos.

Dores nas costas

O corpo humano é como uma toalha de mesa: onde quer que você mexa, tudo se move. Mas as costas são uma toalha de mesa ainda mais enxuta, em que fica mais perceptível essa interligação entre todas as partes.

Dividimos as costas em partes superior e inferior, pois, apesar do conjunto, os motivos e caminhos de dor em cada uma dessas partes são distintos.

Também é importante dividir essas dores em dois tipos: aquelas vindas de algo mais grave, como uma hérnia de disco, ou as mais simples, causadas por maus hábitos posturais, um mau jeito e até cansaço.

As dores advindas de motivos mais graves podem ser cuidadas pelos asanas se a situação não estiver na fase aguda, e sempre tendo a própria dor como guia indicativo do caminho certo.

As costas são a região do corpo mais desconhecida – mais do que as outras partes, já que não as vemos. Observá-las e senti-las com atenção durante a prática dos asanas funcionará como nossos olhos abertos para desbravar essas zonas desconhecidas.

Mas, como você vai perceber praticando, em todos os casos temos os braços e pernas como ferramentas para criar espaço na coluna e nas costas, liberando a energia da tensão acumulada. Seja a dor crônica ou eventual, os músculos se agrupam formando um "bloco" de proteção à dor. Se você começar a praticar e sentir que a dor mudou de lugar, não se assuste, pois este pode ser o caminho correto por já ter chegado à zona de proteção da dor.

Série I (dorsal)

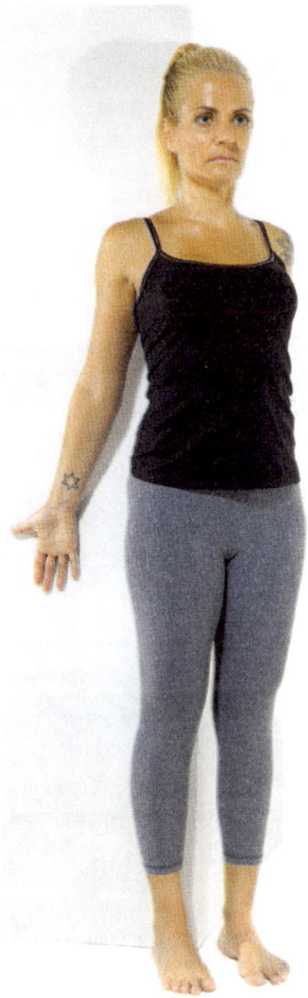

1 – **Tadasana 6**
Variação do Asana 14 (aprenda na página 144). Apoie a cabeça, o centro das costas e as nádegas na quina entre duas paredes. Com os pés afastados e a quina entre eles, vire as palmas das mãos para fora. Permaneça de 1 a 4 minutos.

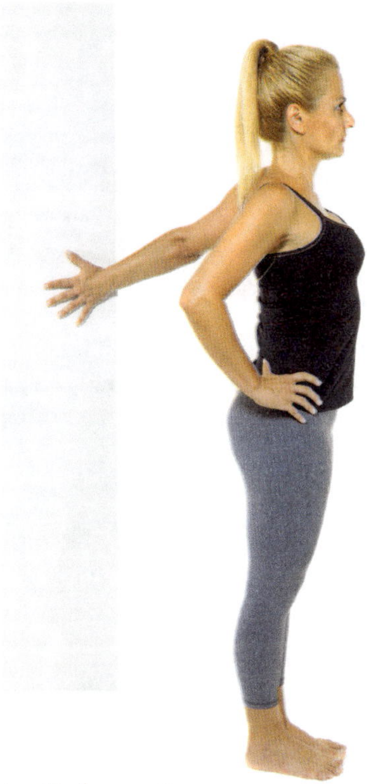

2 – **Tadasana 2**
Variação do Asana 14 (aprenda na página 144). Mantenha os ombros para trás e para baixo, afastando-os do pescoço. Estique o braço direito sem forçar o cotovelo, mantenha a mão bem aberta em contato com a parede. Permaneça de 1 a 3 minutos com cada braço.

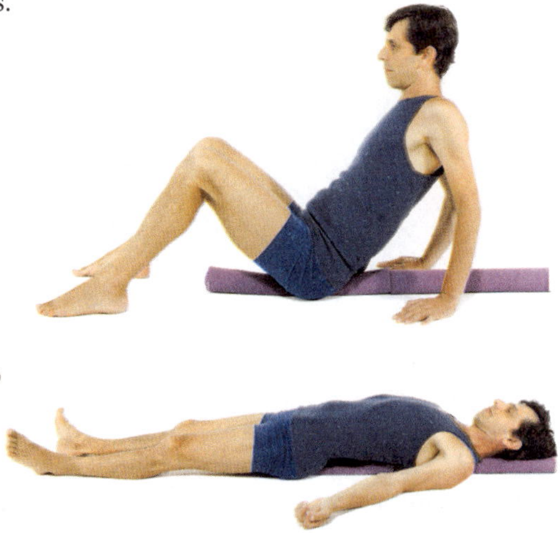

3 – **Savasana 10**
Variação deitada do Asana 1 (aprenda na página 131). Ao deitar, centralize no rolinho de apoio (como na foto) o meio do quadril (meio do osso sacro) e o meio da parte de trás da cabeça. Afaste os ombros do pescoço e observe as palmas das mãos para cima.

Série II (lombar)

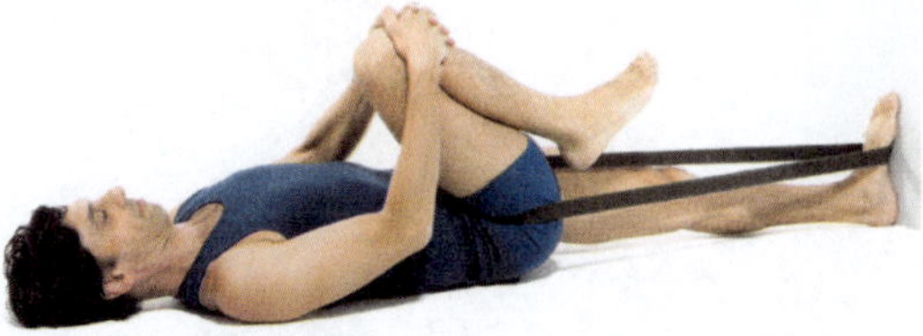

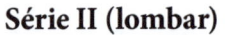

1 – **Eka Pada Pavanamuktasana**
Veja Asana 5, página 135.

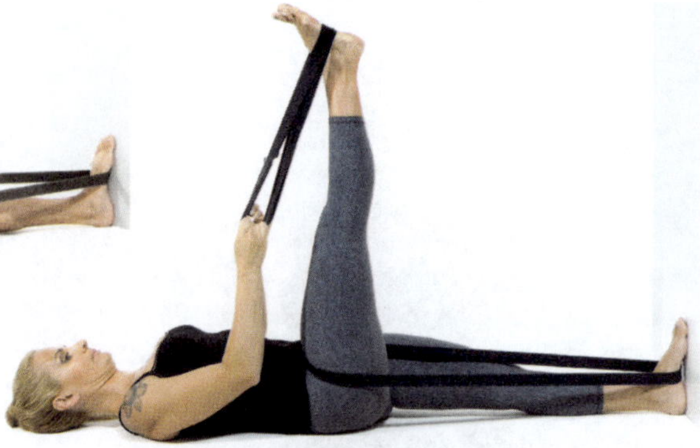

2 – **Supta Padangusthasana**
Veja Asana 3, página 133.

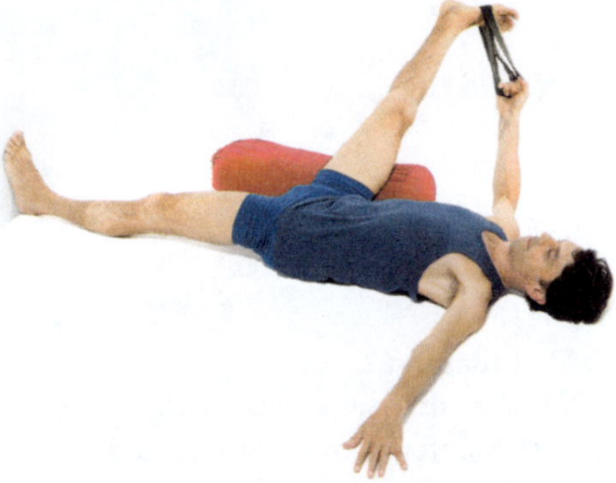

3 – **Supta Padangusthasana Parsva**
Veja Asana 4, página 134.

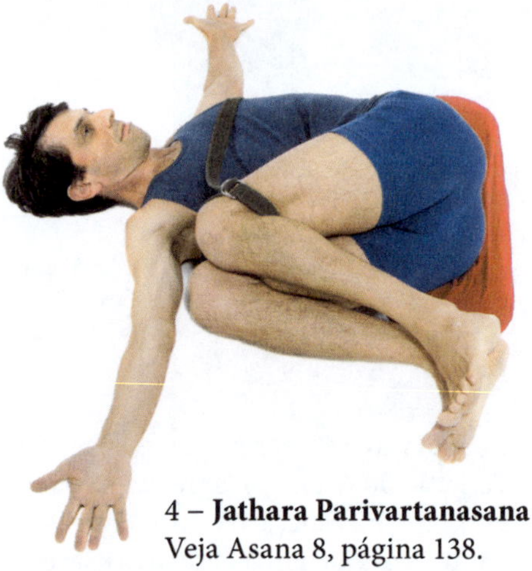

4 – **Jathara Parivartanasana**
Veja Asana 8, página 138.

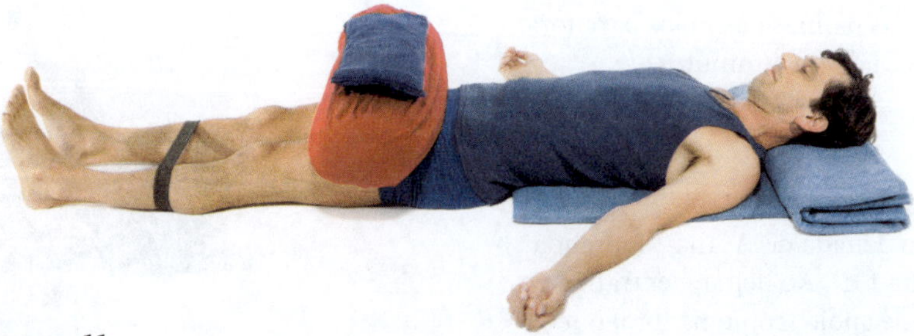

5 – **Savasana 11**
Variação do Asana 1 (aprenda na página 131). Antes de deitar, coloque um cinto no meio das canelas, girando os músculos das coxas de fora para dentro (pés na largura do quadril), para que os joelhos e dedões fiquem voltados para cima. Apoie o almofadão pesado em cima das coxas (não da virilha), mais perto do quadril do que dos joelhos.

Série III (lombar)

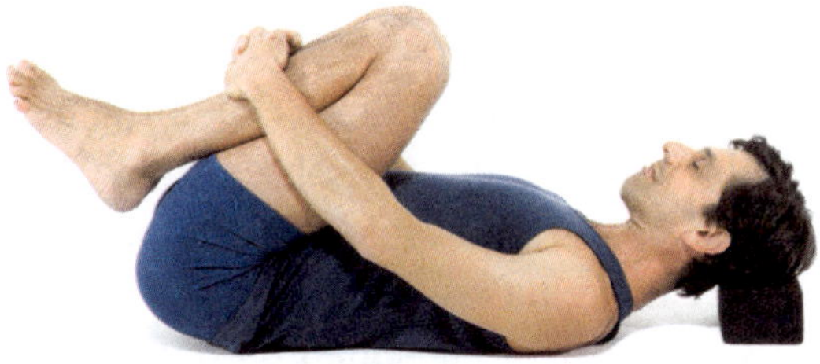

1 – **Dwi Pada Pavanamuktasana 2**
Variação do Asana 6 (aprenda na página 136). Observe que, nesta variação, você deverá segurar os joelhos (sem o uso do cinto) com as mãos, sem forçar. Para sair da postura, deite para o lado direito, apoie a cabeça e permaneça assim por 1 a 2 minutos. Em seguida, sente-se e fique mais 1 a 2 minutos antes de ficar de pé.

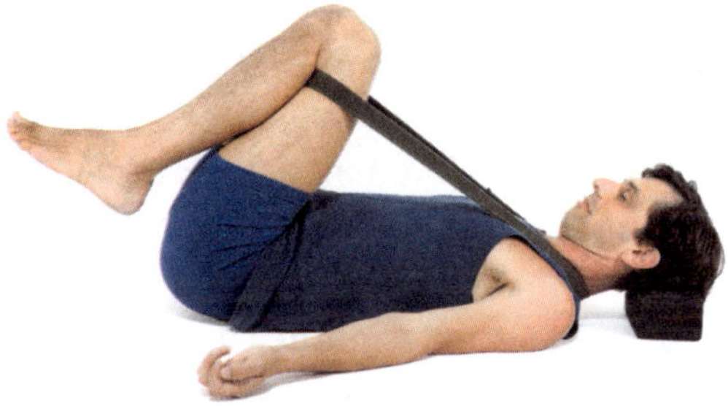

2 – **Dwi Pada Pavanamuktasana**
Veja Asana 6, página 136.

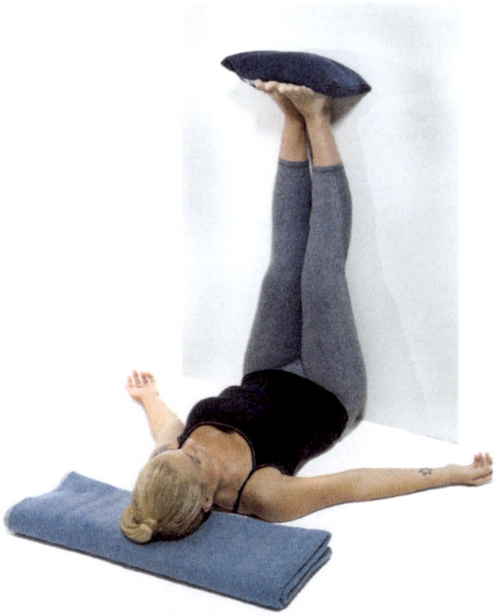

3 – **Urdva Prasarita Padasana**
Veja Asana 25, página 156.

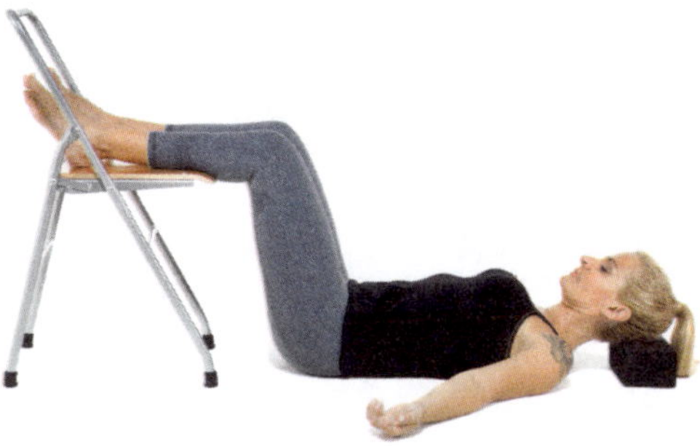

4 – **Savasana 12**
Variação do Asana 1 (aprenda na página 131). Mantenha as coxas inclinadas e apoie somente a base do crânio em uma altura em que a testa fique mais alta do que o queixo. Afaste os ombros do pescoço e observe as palmas das mãos para cima.

Flatulência

Os gases intestinais estão associados à fermentação de alimentos incompatíveis. Para reduzir esse problema, é importante observar a forma como você mastiga e a redução da agitação durante a refeição, conforme foi mencionado no item sobre *Digestão* (veja página 64).

Os gases intestinais podem causar pontadas na região da barriga, no peito, dificuldade respiratória, além de muitas vezes o desconforto do abdome inchado. Nos asanas a seguir, você vai sentir o espaço abdominal mexendo como se realojasse os órgãos, trazendo uma sensação muito boa.

O organismo retém gases e ar não só nos intestinos, mas no estômago – nas mulheres, isso ocorre também na vagina. Nos asanas aqui indicados, o *pavana muktasana* tem a função de ajudar na redução deles. Em sânscrito, a palavra *pavana* significa ar, o gás, e *mukta* significa "liberar". Ao praticar esses asanas, nem sempre os gases saem dos intestinos, mas é possível sentir uma melhora, como se eles tivessem sido eliminados.

Série I

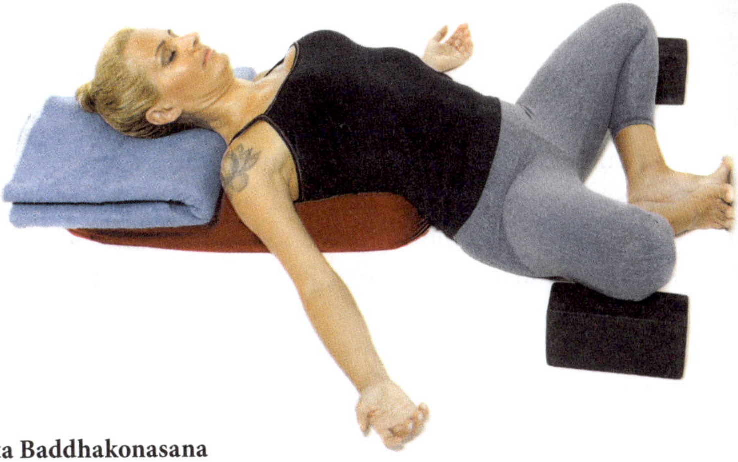

1 – **Supta Baddhakonasana**
Veja Asana 7, página 137.

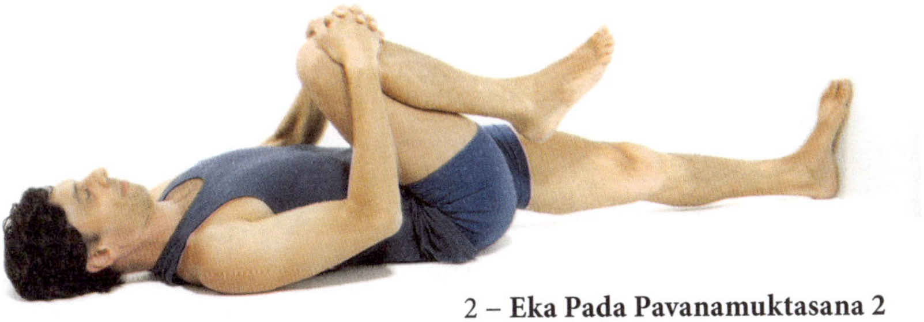

2 – **Eka Pada Pavanamuktasana 2**
Variação do Asana 5 (aprenda na página 135). Observe que esta variação é sem o uso do cinto.

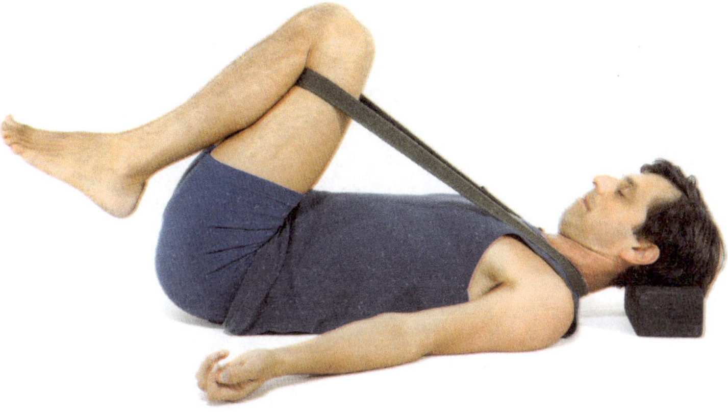

3 – **Dwi Pada Pavanamuktasana**
Veja Asana 6, página 136.

Inchaço nas pernas

O inchaço nas pernas é mais comum no verão, mas pode ocorrer pelo fato de se ficar muito tempo em pé ou muito tempo sentado. Sabe-se que o baixo consumo de água também está ligado a esse problema. No entanto, se você sofrer disso mesmo bebendo boa quantidade de água e caminhando com regularidade, ou se estiver grávida, é sensato consultar um médico.

Nos asanas desta série, usamos um recurso que talvez você conheça: colocar os pés para cima, facilitando a circulação venosa. Associando esse recurso a uma boa condição de alinhamento para o resto do corpo, o que proporciona uma permanência maior, estimula-se bastante o efeito benéfico.

Série I

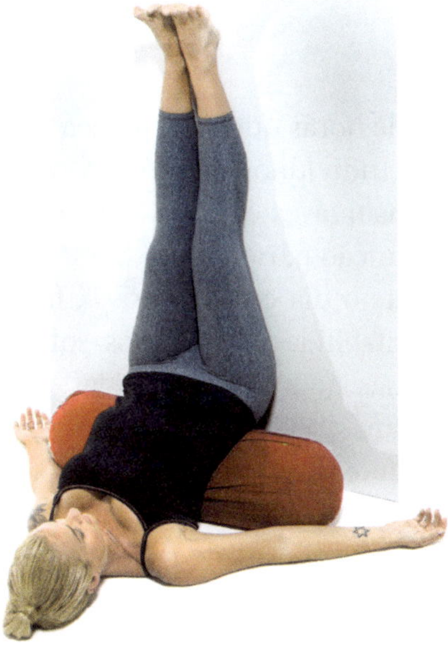

1 – **Viparita Karani**
Veja Asana 21, página 151.

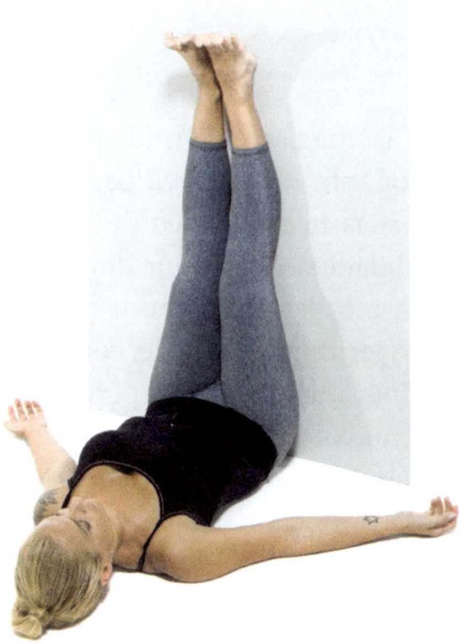

2 – **Urdva Prasarita Padasana**
Veja Asana 25, página 156.

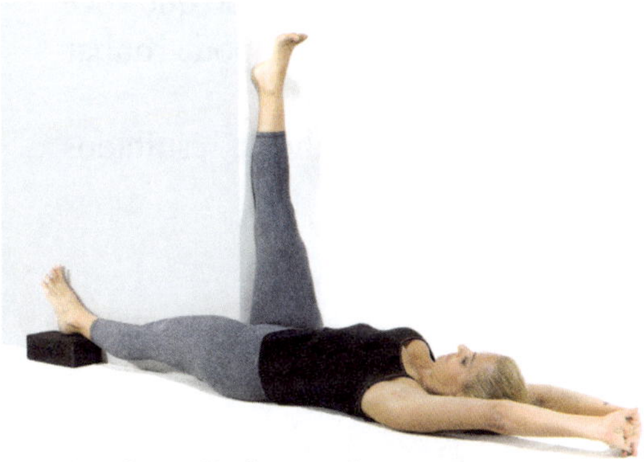

3 – **Supta Padangusthasana 3**
Variação do Asana 3 (aprenda na página 133). Embaixo, encoste toda a parte interna do pé, perna e coxa na parede, girando-as para o lado de dentro e esticando-as contra o chão. Em cima, pressione toda a parte de trás da perna, e da coxa na parede, esticando-as contra a parede. Repita para o outro lado.

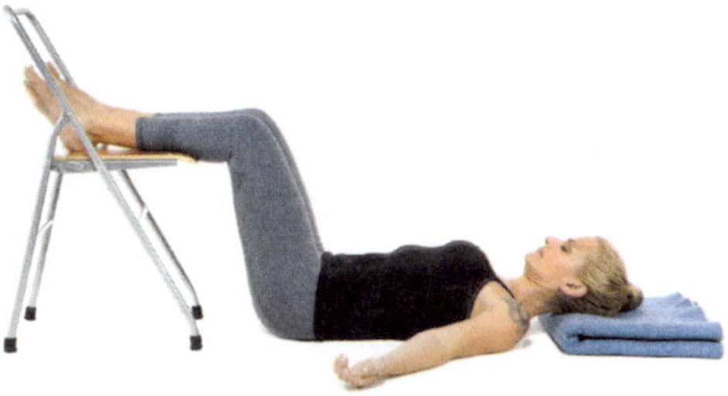

4 – **Savasana 12**
Variação do Asana 1 (aprenda na página 131). Mantenha as coxas inclinadas e apoie somente a base do crânio em uma altura em que a testa fique mais alta do que o queixo. Afaste os ombros do pescoço e observe as palmas das mãos para cima.

Insônia

Insônia não é definida pela quantidade de horas que uma pessoa dorme ou quanto tempo leva para cair no sono. Indivíduos geralmente variam em suas necessidades de sono, então a insônia está mais relacionada à qualidade do sono, que deve cumprir sua função para manter nossa saúde.

A insônia pode causar problemas durante o dia como cansaço, falta de energia, dificuldade de concentração e irritabilidade. Podemos sofrer de insônia por um curto período, com algumas noites maldormidas, ou ter insônia como um estado que dura várias semanas, podendo tornar-se crônico.

Muitas condições parecem tornar indivíduos mais susceptíveis à insônia: idade avançada, histórico de depressão, estresse, ambiente barulhento, mudanças profundas de vida, *jet lag*, efeitos colaterais de remédios, entre outras. A insônia crônica pode também ser causada por fatores de estilo de vida, incluindo o uso excessivo de cafeína, álcool e outras substâncias.

Observe que, como agente ou como vítima, a mente está ligada à insônia. Se você pudesse tirar os "fios da tomada", ou, como num clique no mouse, desligar o movimento dos pensamentos, você dormiria. A insônia, então, na maioria das vezes, decorre de hiperatividade mental. Cuide do que você lê e vê a noite: um livro, um noticiário ou um filme qualquer pode roubar o seu bem precioso, a paz, e com isso afastar o sono.

As posturas a seguir o ajudarão a encontrar os caminhos e resultados saborosos de um bom sono.

Série I

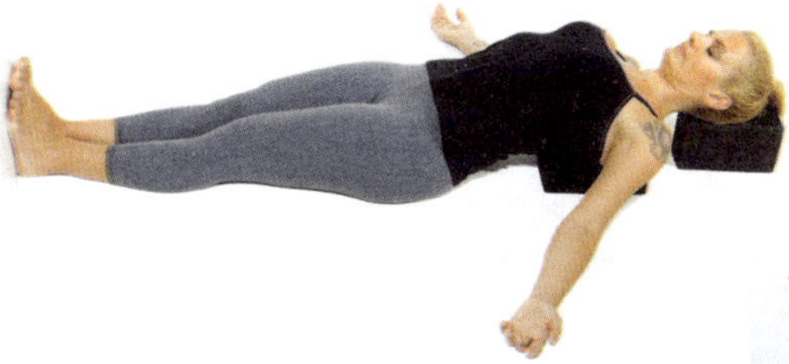

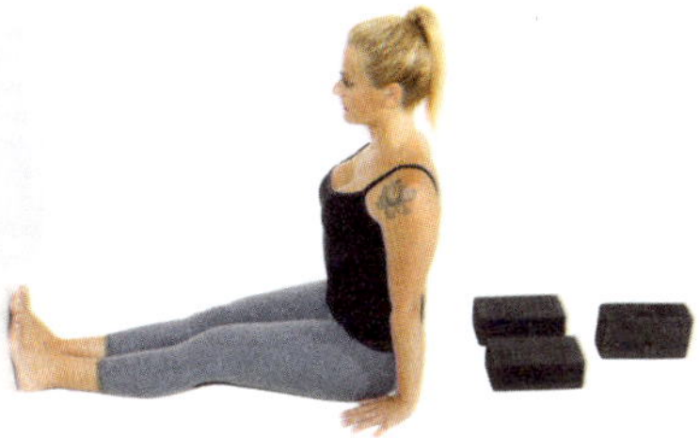

1 – **Savasana 14**
Variação do Asana 1 (aprenda na página 131). Observe a exata posição dos blocos como mostra a foto e apoie com precisão as duas escápulas sobre os blocos. Centralize bem todo seu corpo transversal a uma parede, com os pés juntos e plantados na parede.

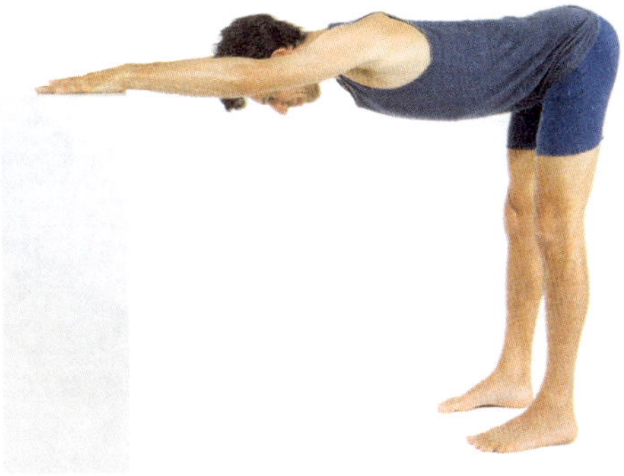

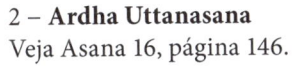

2 – **Ardha Uttanasana**
Veja Asana 16, página 146.

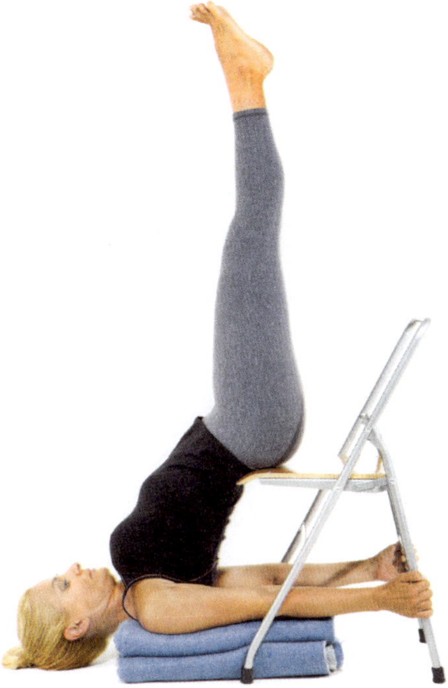

3 – **Salamba Sarvangasana**
Veja Asana 22, página 152.

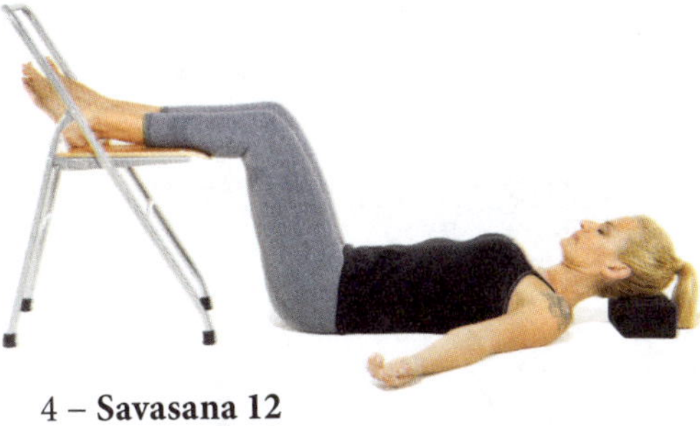

4 – **Savasana 12**
Variação do Asana 1 (aprenda na página 131). Mantenha as coxas inclinadas e apoie somente a base do crânio em uma altura em que a testa fique mais alta do que o queixo. Afaste os ombros do pescoço e observe as palmas das mãos para cima.

Série II

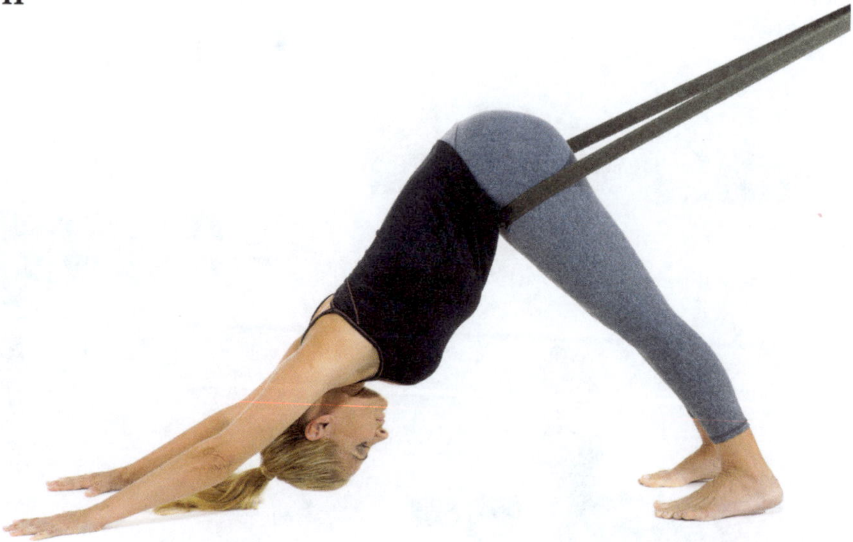

1 – **Adhomukha Svanasana 2**
Variação do Asana 15 (aprenda na página 145). Com o pescoço relaxado e o topo da cabeça na direção do chão.

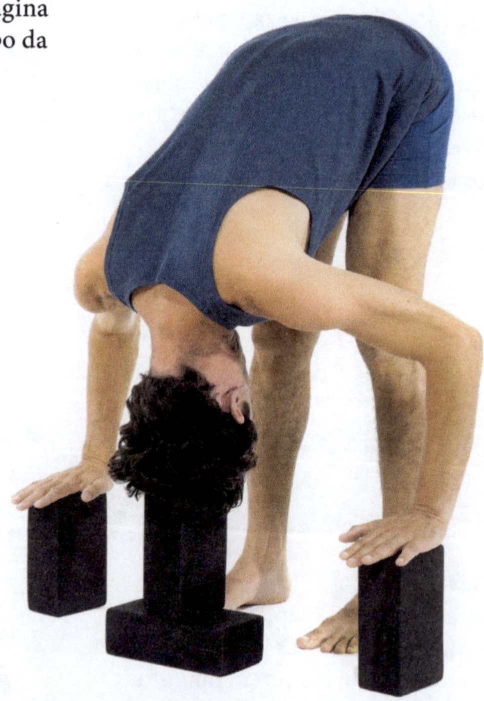

2 – **Uttanasana**
Veja Asana 17, página 147.

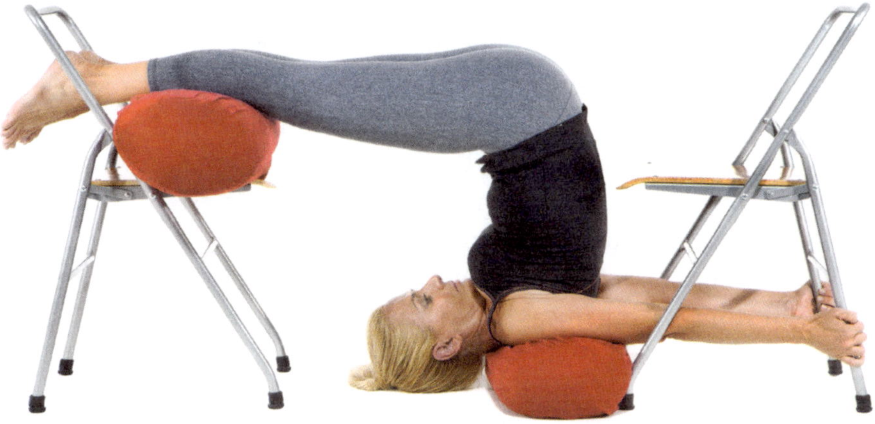

3 – **Ardha Halasana**
Veja Asana 23, página 154.

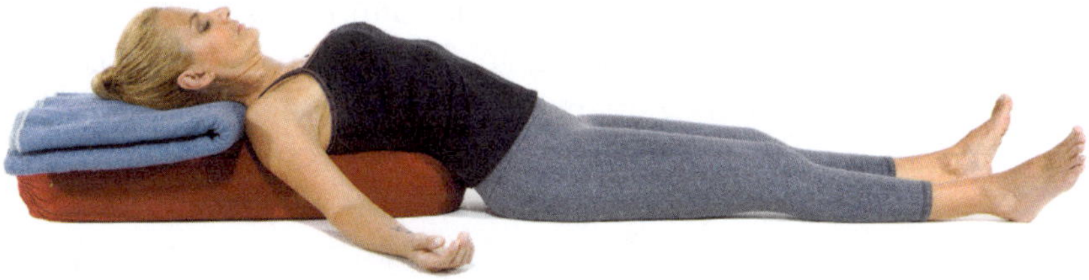

4 – **Savasana 1**
Veja Asana 1, página 131. Você também pode utilizar uma bandagem nos olhos neste asana. Durante o tempo de permanência nesta postura, pratique o seguinte pranayama: observe a entrada e saída do ar sem tentar controlar esses movimentos.

Intestinos constipados

Grande parte da população sofre de constipação, e muitos nem sabem. Se você não defeca uma vez por dia ou até duas, pode considerar seu intestino constipado ou passando por um período constipado – o que pode causar desconforto como dor de cabeça, irritabilidade e intolerância.

Já é sabido hoje que as questões de alimentação com baixo teor de fibras, pouca ingestão de água e alimentos industrializados estão na lista dos inimigos do bom funcionamento intestinal.

Durante muitos anos, quando eu era jovem, pratiquei regularmente exercícios de limpeza orgânica dos intestinos e do estômago com água, que no yoga chamam-se *kriyas*. Eu os fazia também antes de períodos de jejum de alimentos para evitar que ficasse matéria fecal nos intestinos. Quando você não come e sente dor de cabeça, trata-se de um processo natural dos intestinos que absorvem essa matéria.

No caso de um jejum, para que ele seja sadio e funcione para desintoxicar, é necessário limpar antes os intestinos, pois, caso contrário, você pode se intoxicar, à medida que, na falta de alimentos, o organismo passa a absorver aquilo que ainda está nos intestinos.

Caminhar é bom, pois ativa os movimentos peristálticos, e, no yoga, o caminho é praticar posturas de pé associadas às invertidas. Procure, se possível, praticar os asanas indicados pela manhã em jejum, no entanto, para os que têm ou estão com a região do pescoço ou ombros tensa ou dolorida, é melhor temporariamente substituir o quarto asana da série, o salamba sarvangasana, por viparita karani (veja Asana 21, página 151).

Série I

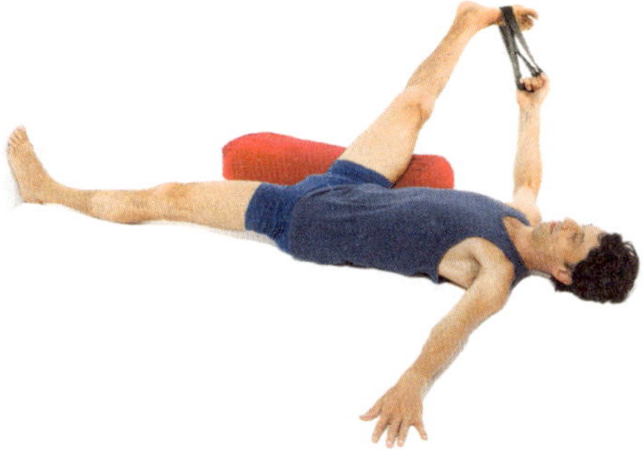

1 – **Supta Padangusthasana Parsva**
Veja Asana 4, página 134.

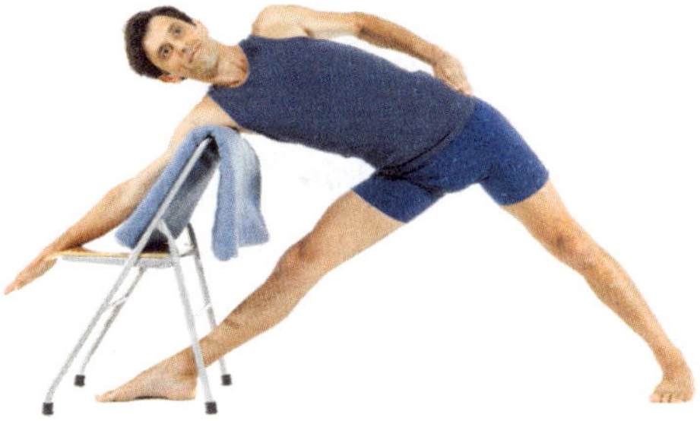

2 – **Utthita Trikonasana**
Veja Asana 19, página 149.

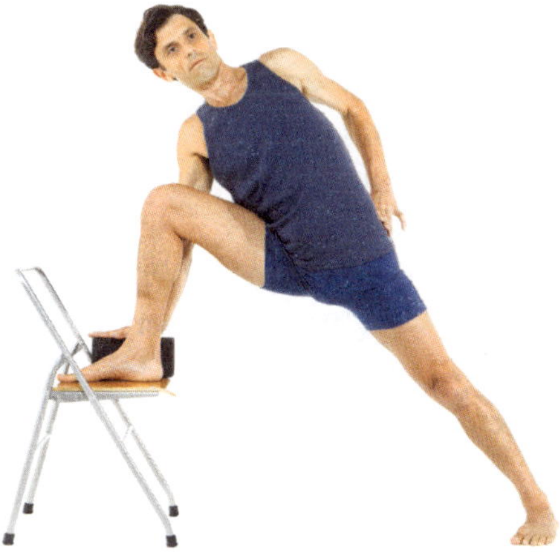

3 – **Utthita Parsvakonasana**
Veja Asana 20, página 150.

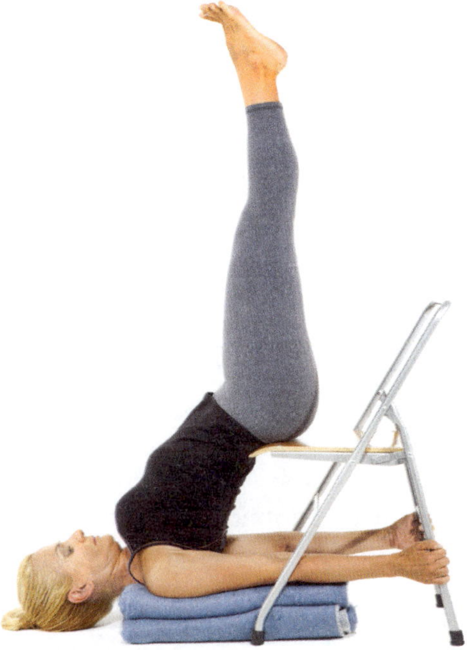

4 – **Salamba Sarvangasana**
Veja Asana 22, página 152.

5 – **Savasana 12**
Variação do Asana 1 (aprenda na página 131). Mantenha as coxas inclinadas e apoie somente a base do crânio em uma altura em que a testa fique mais alta do que o queixo. Afaste os ombros do pescoço e observe as palmas das mãos para cima.

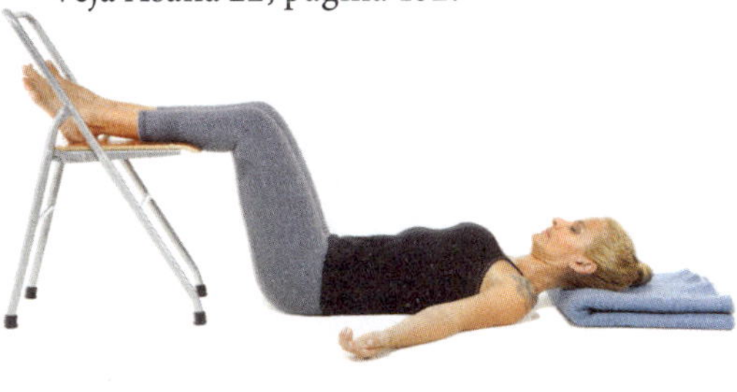

Jet Lag

Com o surgimento dos longos voos intercontinentais, a diferença de fuso horário e o tempo de permanência nas aeronaves se tornaram mais acentuados, causando alteração nos ciclos do corpo como sono, intestino, apetite, cansaço e disposição. A essas alterações chamamos de *jet lag*.

Independente da rotina pessoal, nosso corpo segue o ritmo da natureza, do dia e da noite, das estações, do momento de comer, de dormir ou de defecar. Lembre-se, mesmo que seus horários sejam "bagunçados", o corpo tem essa referência biológica e cósmica de acordo com a luz e movimento anual vindos da estrela chamada Sol, e da ausência dessa luz e calor chamada noite.

O tempo de viagem em que ficamos sentados no avião, em pouco espaço físico, prejudica a circulação venosa, causando cansaço e inchaço nas pernas e nos pés, e até problemas maiores e mais perigosos.

Os asanas funcionam aqui como uma daquelas revisões gerais que se faz nos automóveis, mexendo com a circulação como um todo, desatrofiando, pelo alongamento necessário, várias cadeias de músculos, devolvendo a circulação interna saudável e regulando o metabolismo.

Aqui decidi oferecer uma série de posturas para os efeitos causados nas viagens como um todo e coloco, além dos asanas que atingem diretamente o *jet lag* no seu corpo, uma segunda série para a lombar, lembrando o fato que, quando viajamos, carregamos peso que não estamos habituados e em posturas diversas. Além do mais, por ficarmos sentados em cadeiras nem sempre ergonômicas, isso pode muitas vezes trazer dores lombares.

Pratique e diga a seu organismo: *Boa viagem de volta ao equilíbrio!*

Série I

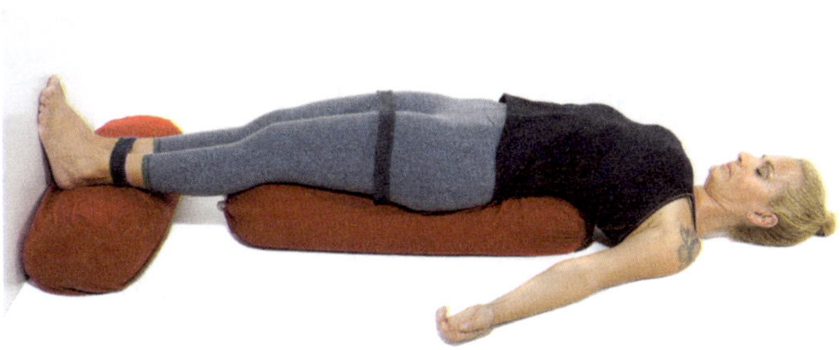

1 – **Setubandha Sarvangasana**
Veja Asana 2, página 132.

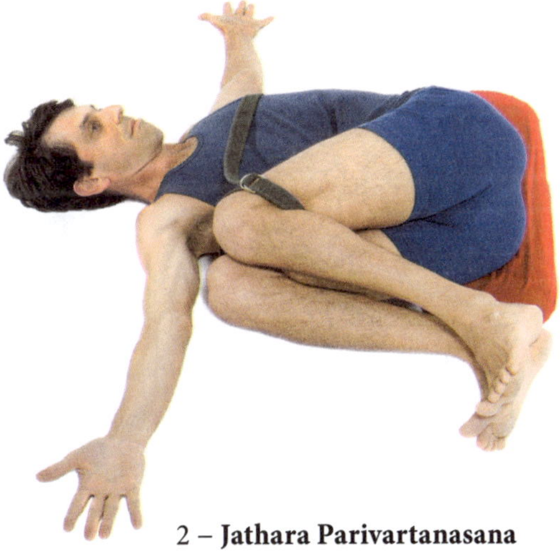

2 – **Jathara Parivartanasana**
Veja Asana 8, página 138.

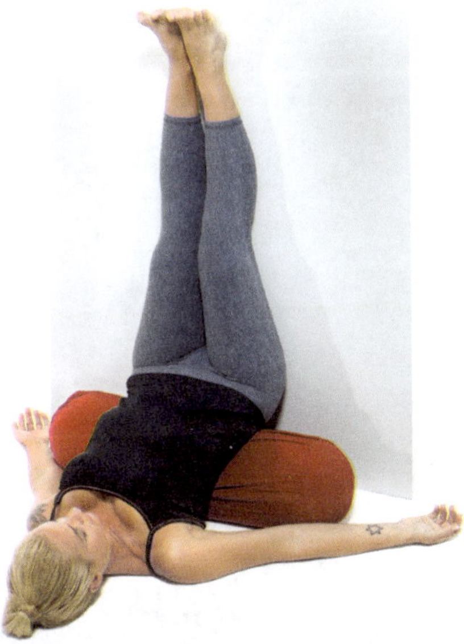

3 – **Viparita Karani**
Veja Asana 21, página 151.

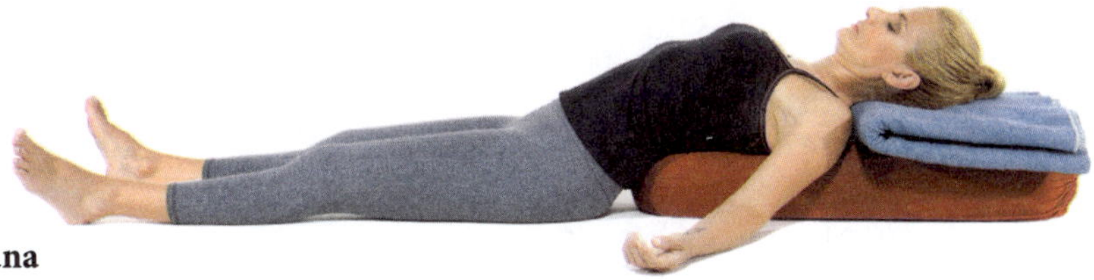

4 – **Savasana**
Veja Asana 1, página 131. Você também pode utilizar uma bandagem nos olhos neste asana.

Série II

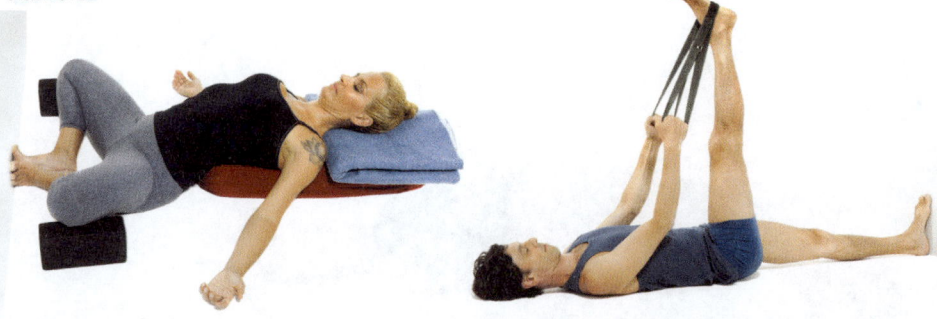

1 – **Supta Baddhakonasana**
Veja Asana 7, página 137.

2 – **Supta Padangusthasana 2**
Variação do Asana 3 (aprenda na página 133). Atenção: utilize somente um cinto.

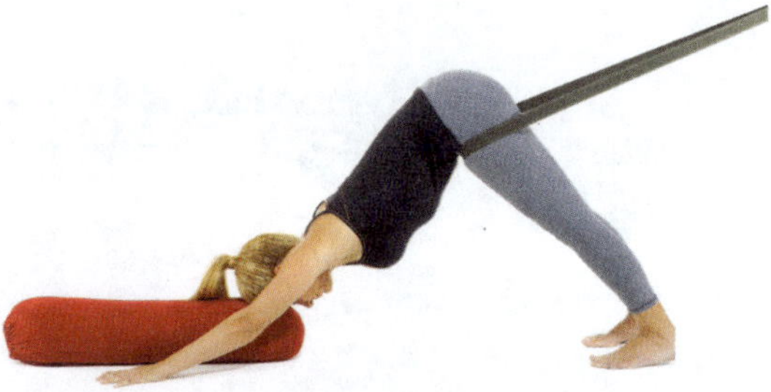

3 – **Adhomukha Svanasana**
Veja Asana 15, página 145.

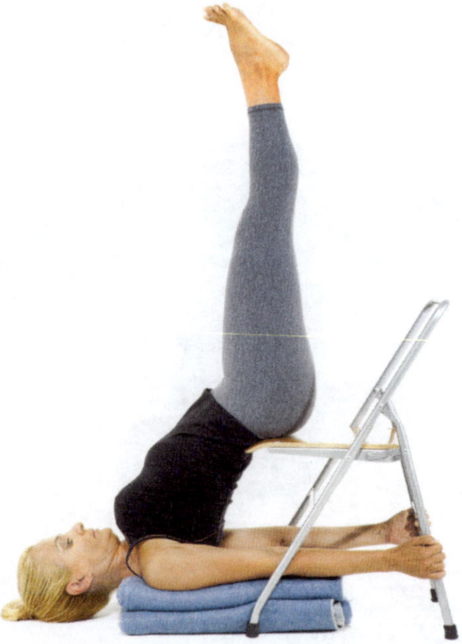

4 – **Salamba Sarvangasana**
Veja Asana 22, página 152.

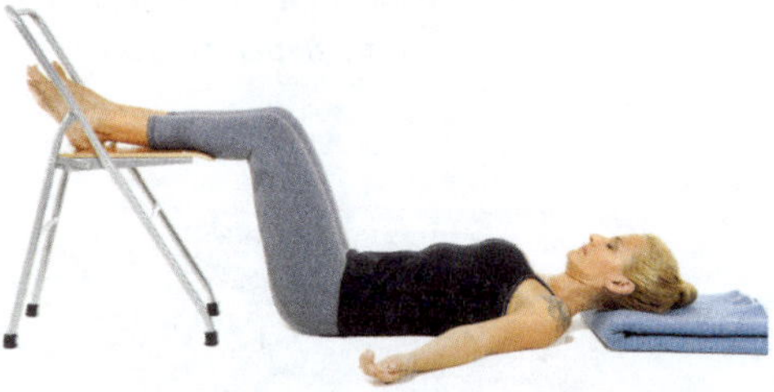

5 – **Savasana 12**
Variação do Asana 1 (aprenda na página 131). Mantenha as coxas inclinadas e apoie somente a base do crânio em uma altura em que a testa fique mais alta do que o queixo. Afaste os ombros do pescoço e observe as palmas das mãos para cima.

Série III (lombar)

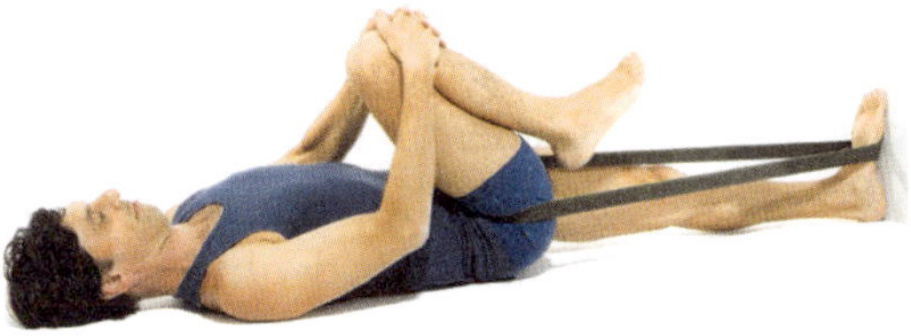

1 – **Eka Pada Pavanamuktasana**
Veja Asana 5, página 135.

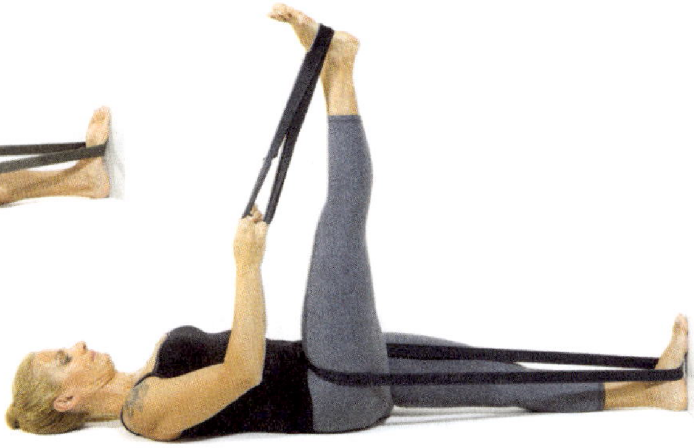

2 – **Supta Padangusthasana**
Veja Asana 3, página 133.

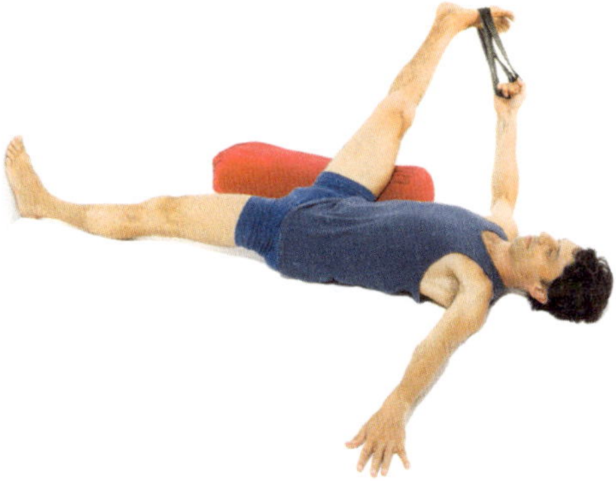

3 – **Supta Padangusthasana Parsva**
Veja Asana 4, página 134.

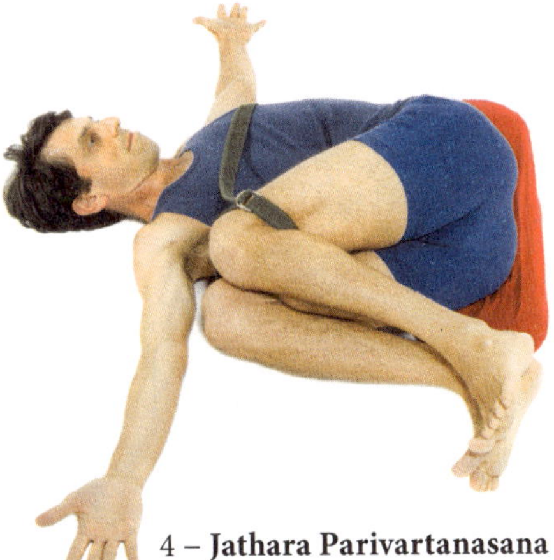

4 – **Jathara Parivartanasana**
Veja Asana 8, página 138.

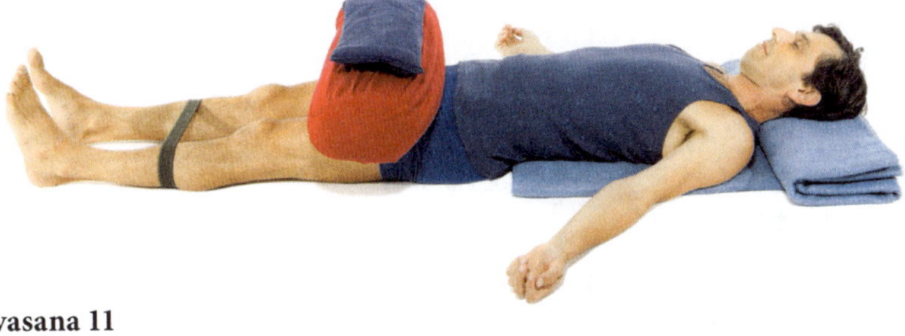

5 – **Savasana 11**
Variação do Asana 1 (aprenda na página 131). Antes de deitar, coloque um cinto no meio das canelas, girando os músculos das coxas de fora para dentro (pés na largura do quadril), para que os joelhos e dedões fiquem voltados para cima. Apoie o almofadão pesado em cima das coxas (não da virilha), mais perto do quadril do que dos joelhos.

Labirintite

Labirintite é um termo usado equivocadamente para designar as desordens do equilíbrio do corpo humano. A verdadeira labirintite é um processo inflamatório ou infeccioso e requer suporte médico. Se você sofre com tonturas, vertigens, zumbidos nos ouvidos ou até mais de um desses sintomas ao mesmo tempo, precisa antes investigar a causa.

É sabido que movimentos bruscos causam sintomas relacionados à perda de equilíbrio. Até mesmo algumas tensões na região da face podem reduzir o espaço interno e comprimir a artéria que irriga o labirinto e também causar os sintomas descritos anteriormente.

Qualquer que seja a causa desses sintomas, mesmo com acompanhamento médico, os asanas a seguir restabelecerão a irrigação sanguínea nessa área, aliviando os sintomas. É importante praticá-los exatamente como indicado.

Série I

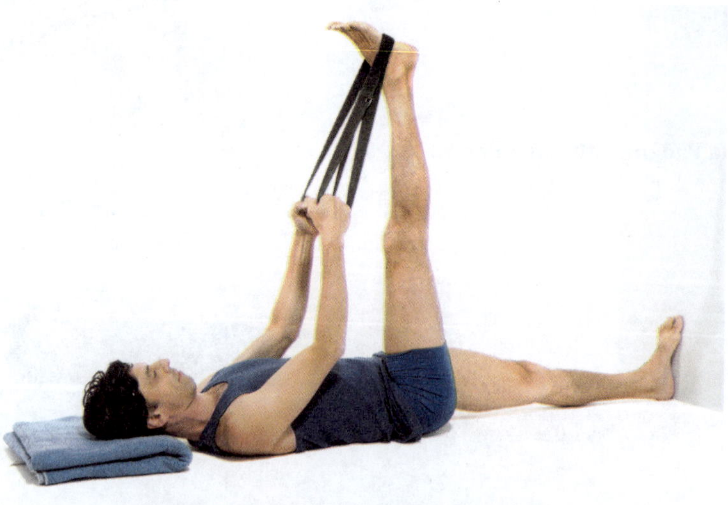

1 – **Supta Padangusthasana 4**
Variação do Asana 3 (aprenda na página 133). Atenção: utilize somente um cinto e apoie a cabeça em um cobertor, afastando os ombros do pescoço.

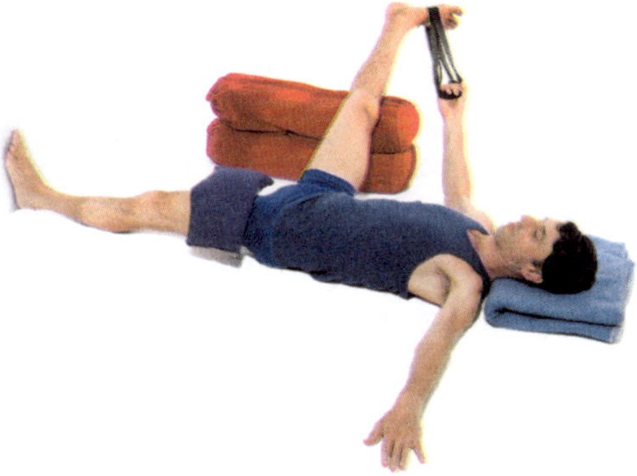

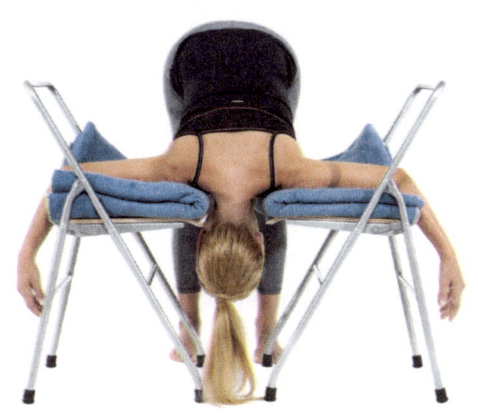

2 – **Supta Padangusthasana Parsva 2**
Variação do Asana 3 (aprenda na página 133). Apoie o cotovelo no chão, gire a coxa direita (coxa erguida) para fora, mas fique com a linha do lado de fora do pé erguido paralelo ao chão. Apoie a coxa (como na foto) em dois almofadões para uma permanência maior, mas mantenha os músculos das coxas (quadríceps) firmes e contraídos. O peso na coxa na perna que permanece no chão é opcional nesta série. Repita para o outro lado.

3 – **Uttanasana 3**
Variação do Asana 17 (aprenda na página 147). Encontre uma altura ideal para apoiar seus ombros para que as pernas continuem esticadas. Com os ombros bem apoiados, relaxe totalmente os braços, mãos e o pescoço até sentir a cabeça livre e pendurada. Para sair da postura, apoie as palmas das mãos na cadeira e levante o tronco lentamente, com o queixo no peito e mantendo firmes as pernas e coxas.

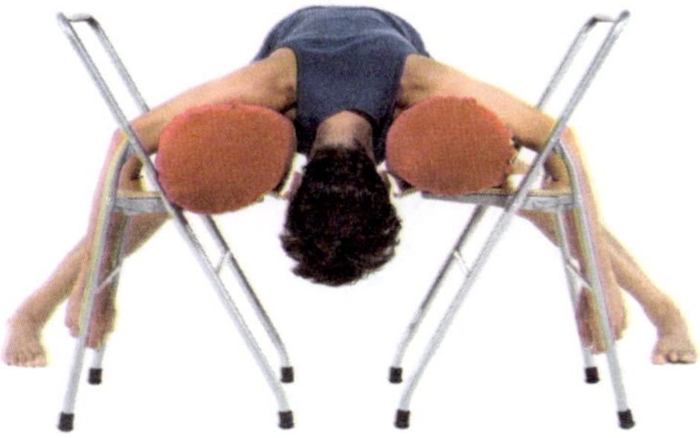

4 – **Prasarita Padotanasana**
Veja Asana 18, página 148.

5 – **Savasana**
Veja Asana 1, página 131.

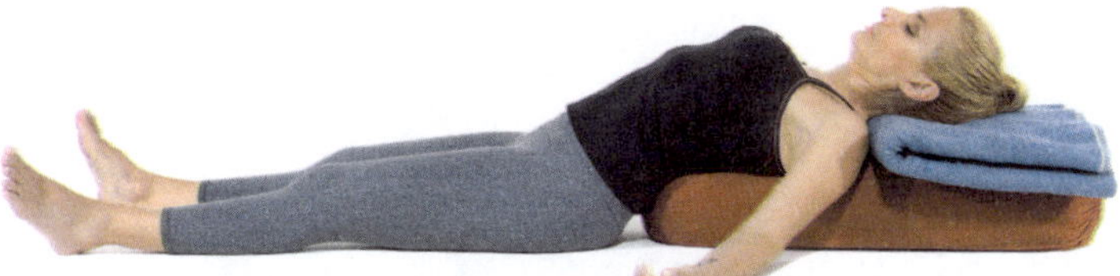

Memória fraca

A mente preocupada está pensando no momento seguinte e não no que está acontecendo agora. Isso a desgasta e cansa, bloqueando o fácil acesso à memória. Quantas vezes você se lembrou de algo num momento de devaneio e não porque forçou a mente a se lembrar?

São vários os níveis de memória fraca, que vão desde não lembrar informações rotineiras até uma perda mais substancial. Hábitos como consumo de drogas ou álcool são fortes contribuidores, e, em muitos casos, uma análise médica torna-se essencial. A idade avançada também leva ao enfraquecimento da memória.

Manter uma vida e mente ativas pode retardar esse processo, em alguns casos, totalmente! É muito bom saber que a memória melhora em estado de relaxamento ou no instante mais lúdico em que seu cérebro foi levado para um ciclo de ondas cerebrais alfa. E é verdade também que tudo o que você faz para exercitar o cérebro, utilizando a memória, ajuda a ela própria.

Os asanas desta série acalmam e descansam o cérebro, ativando suas faculdades em geral.

Série I

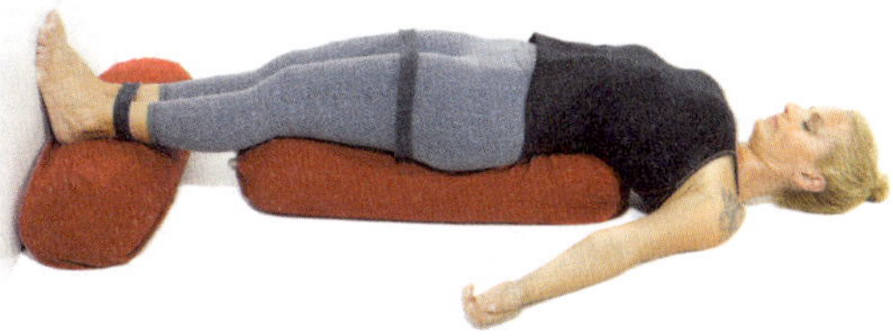

1 – **Setubandha Sarvangasana**
Veja Asana 2, página 132.

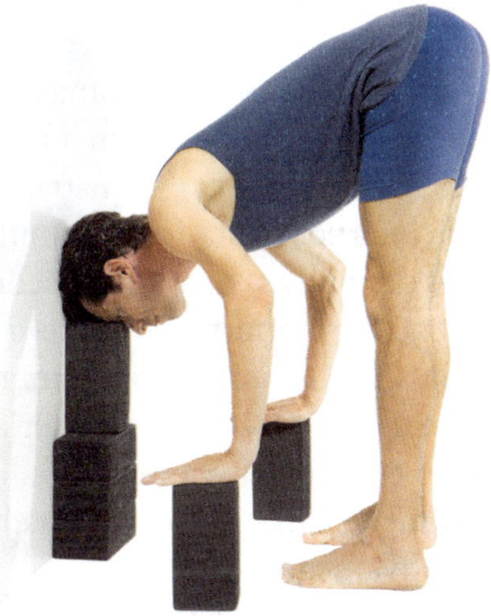

2 – **Uttanasana 2**
Variação do Asana 17 (aprenda na página 147). Observe que, nesta variação, a testa deve apoiar na posição horizontal e o topo da cabeça tocar a parede. Para sair da postura, coloque as mãos na cintura com os cotovelos para cima, o queixo no peito e suba lentamente, mantendo firmes as pernas e coxas.

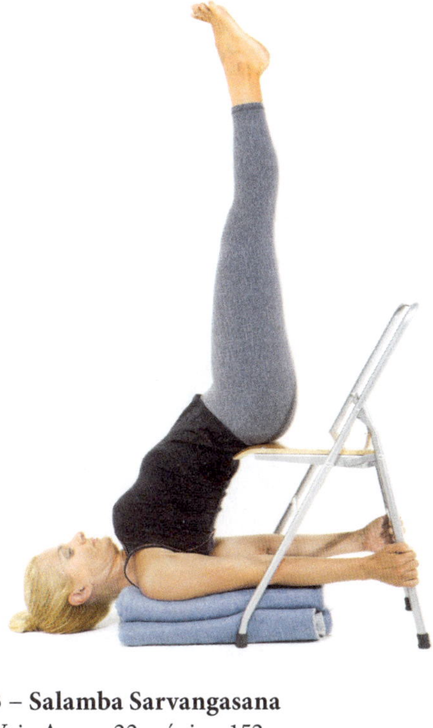

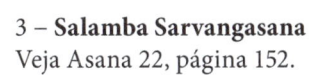

3 – **Salamba Sarvangasana**
Veja Asana 22, página 152.

4 – **Savasana 1**
Veja Asana 1, página 131. Durante o tempo de permanência nesta postura, pratique o seguinte pranayama: observe a entrada e saída do ar sem tentar controlar esses movimentos.

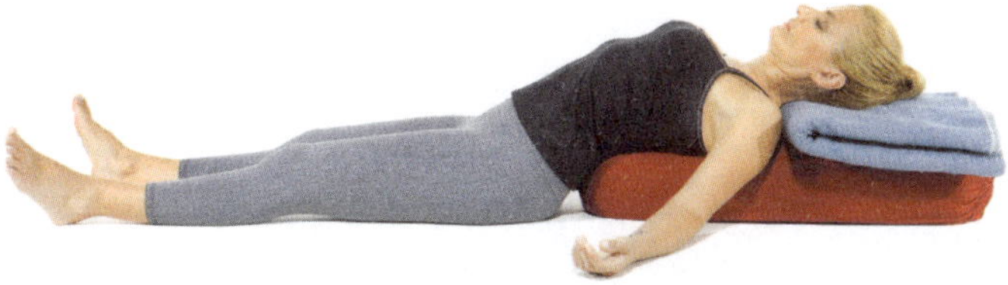

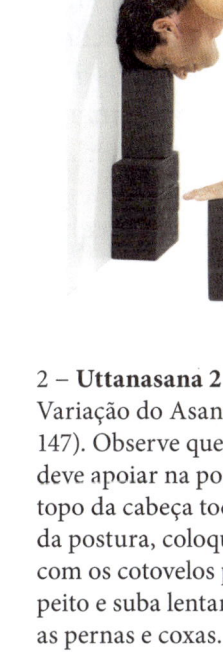

Menopausa e climatério

Climatério é o período de passagem para a maturidade. Dependendo de cada mulher, ele pode ter início em torno de 40 anos e final próximo aos 55. Vários novos sintomas acompanham distintamente esse período. As menstruações começam a rarear e não vêm mais todo mês, o volume e a intensidade do fluxo menstrual vão diminuindo cada vez mais, além do calor interno. Nesta fase, as mulheres podem ou não ter, diferentemente umas das outras, sintomas desconfortáveis da adaptação hormonal.

O ponto importante é que o yoga nos ensina a lidar melhor com as mudanças e aceitá-las como um movimento natural em todos os aspectos, sejam físicos, emocionais, materiais ou espirituais – e isso é de grande valia para o crescimento humano.

A menopausa já é a fase "madura" da mulher, quando já não menstrua definitivamente.

Se a mulher teve uma prática de asanas adequada nos anos anteriores, e se tem saúde nos sistemas endócrino e reprodutor, ela tende a ter um climatério e menopausa mais suaves. Caso contrário, é um grande momento para começar e aprofundar-se através do yoga e seus benefícios.

Série I

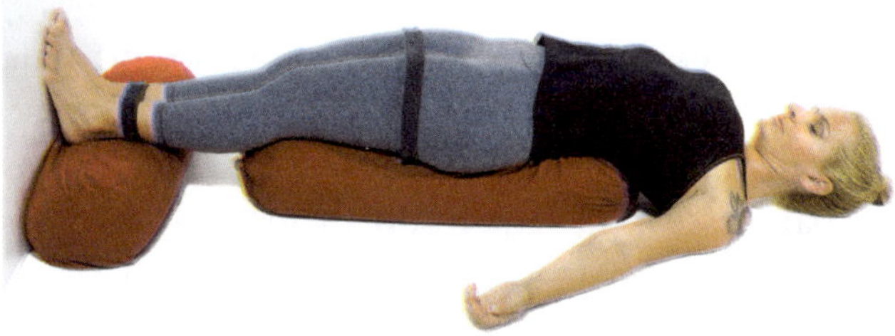

1 – **Setubandha Sarvangasana**
Veja Asana 2, página 132.

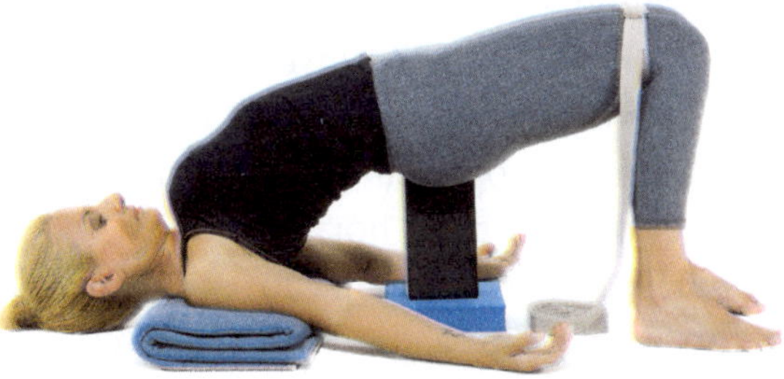

2 – **Chatuspadasana**
Veja Asana 26, página 157.

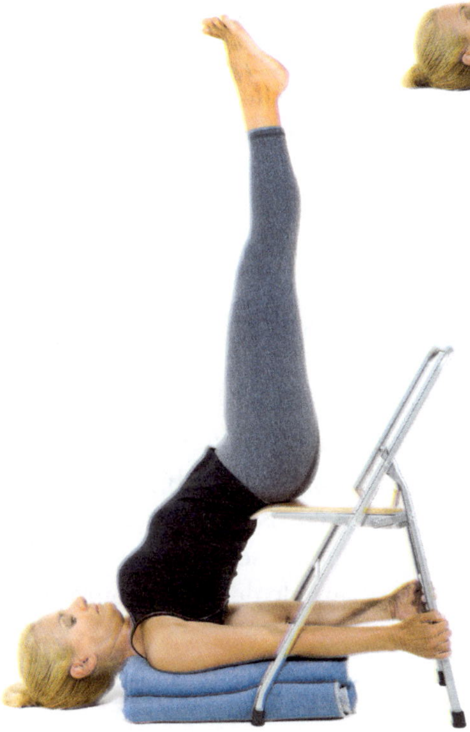

3 – **Salamba Sarvangasana**
Veja Asana 22, página 152.

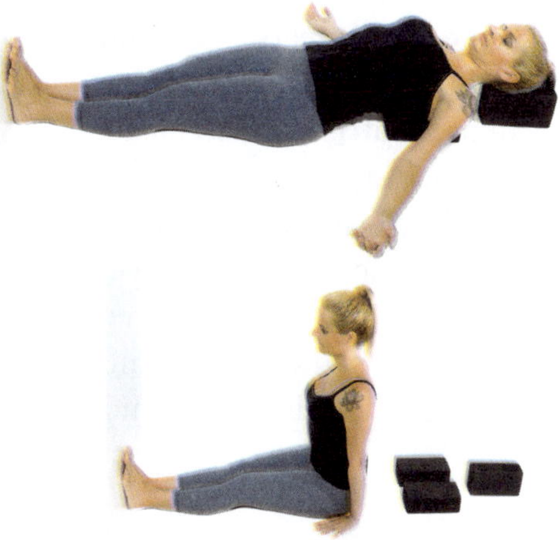

4 – **Savasana 14**
Variação do Asana 1 (aprenda na página 131). Observe a exata posição dos blocos, como mostra a foto, e apoie com precisão as duas escápulas sobre os blocos. Centralize bem todo o seu corpo transversal a uma parede, com os pés juntos e plantados na parede.

Menstruação – Fluxo

Em todas as aulas, sou cuidadoso em perguntar se temos na sala alguma mulher no período menstrual, porque nem todos os asanas são recomendáveis, e outros podem, sim, ser praticados. É preciso que as mulheres entendam que, para esse fim, o período menstrual deve ser considerado desde o início – primeiro dia – até o possível último dia.

As posturas invertidas, em qualquer momento do período menstrual, são proibidas. São elas: *sarvangasana*, *halasana*, *sirshasana* e mesmo o *viparita karani*, que envolve apenas a elevação das pernas e do quadril.

Já conheci mais de uma mulher que, por muitos anos, praticou regularmente yoga sem nenhuma restrição quanto ao período menstrual e teve sérios distúrbios hormonais.

Há também a orientação energética já mencionada neste livro sobre a função do prana de eliminação (conhecida por apana) que está mais ativa nesse período, e as posturas que não são recomendadas vão inibi-la trazendo um fluxo antinatural.

Como a mulher perde sangue, o corpo produz mais sangue. Se aceitarmos o sábio princípio de que tudo o que ocorre ao corpo ocorre à mente ou vice-versa, podemos vir a sentir que tanto o corpo como a mente estão se renovando. A mulher precisa dar condições para que isso ocorra em paz: nutrição e descanso.

As funções dos asanas aqui são: regular o fluxo da menstruação, equilibrar sistemas nervoso, endócrino, digestivo e excretor – todas preciosas nesse período. O caminho dos asanas é estimular fígado e rins, para que não fiquem sobrecarregados e "preguiçosos" e mais: relaxar e massagear o útero, facilitando a eliminação. Tudo isso é extremamente carinhoso à mulher nesse momento delicado e sagrado de tanta depuração.

Série I (primeira metade do fluxo menstrual/fluxo mais intenso)

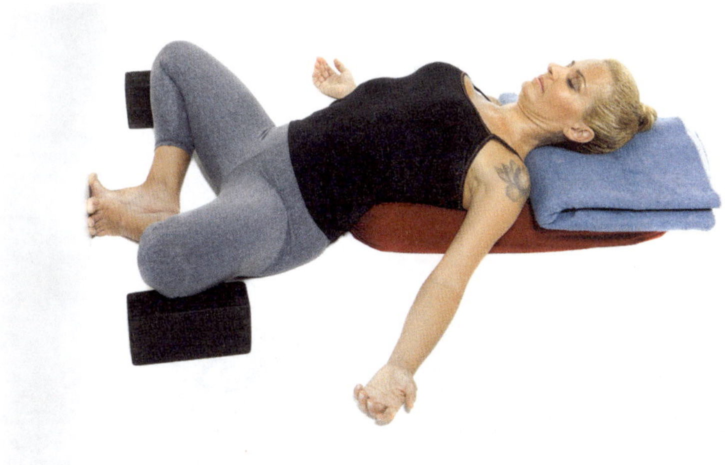

1 – **Supta Baddhakonasana**
Veja Asana 7, página 137.

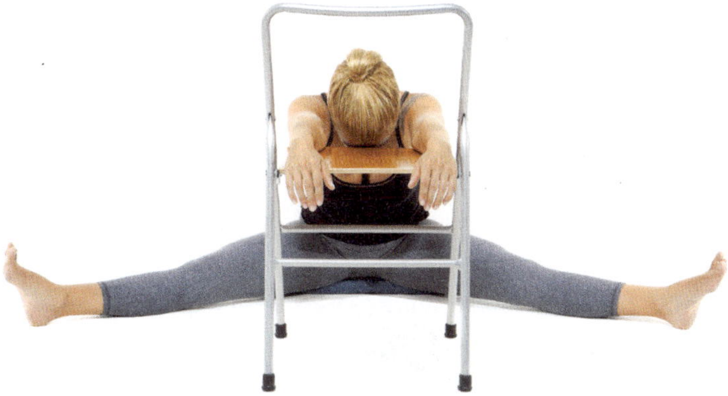

2 – **Upavistha Konasana**
Veja Asana 29, página 160.

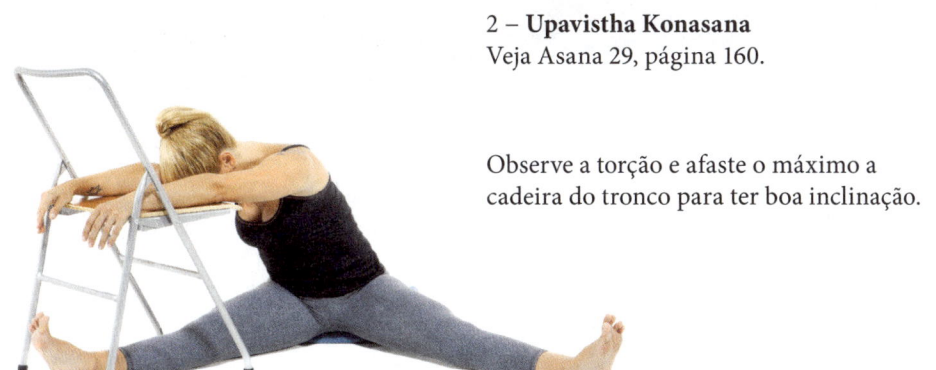

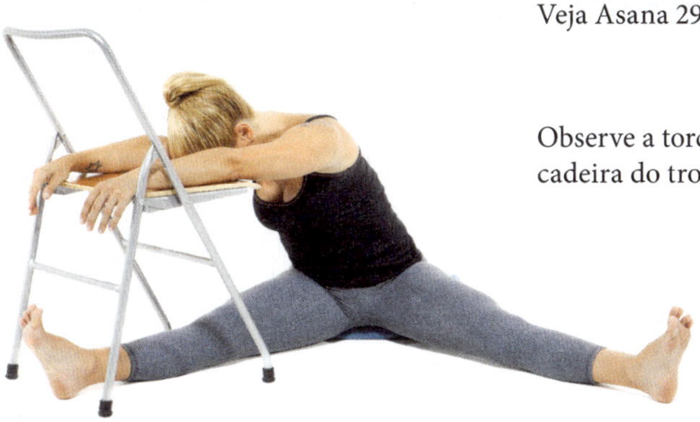

Observe a torção e afaste o máximo a cadeira do tronco para ter boa inclinação.

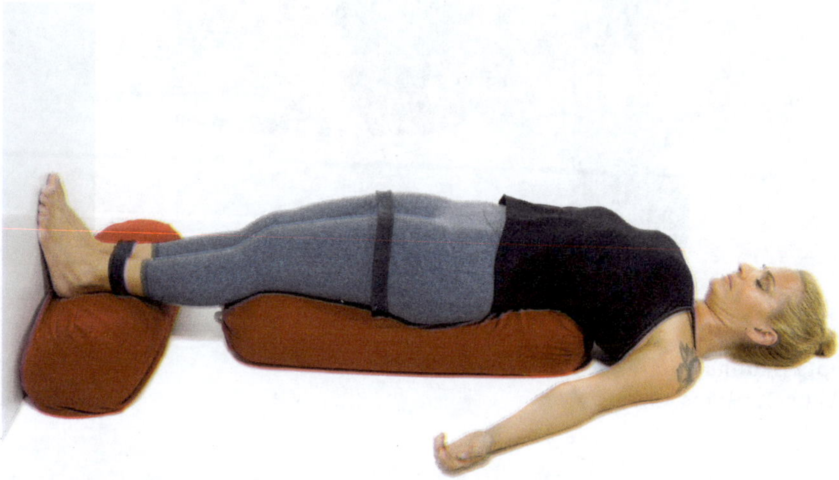

3 – **Setubandha Sarvangasana**
Veja Asana 2, página 132.

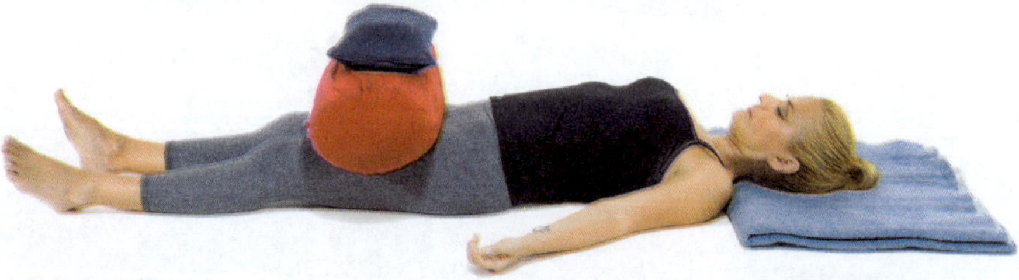

4 – **Savasana 7**
Variação do Asana 1 (aprenda na página 131). Afaste bem os ombros do pescoço, mas mantenha-o acima do cobertor. Apoie o almofadão pesado em cima das coxas (não das virilhas) mais perto do quadril do que dos joelhos.

Série II (segunda metade do período menstrual, com o fluxo já reduzido)

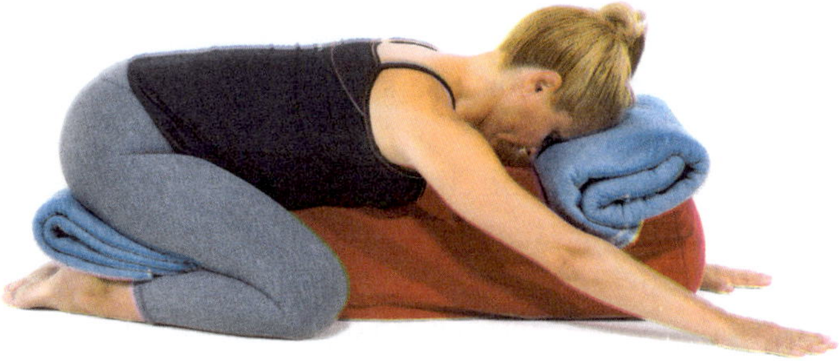

1 – **Adhomukha Virasana**
Veja Asana 9, página 139.

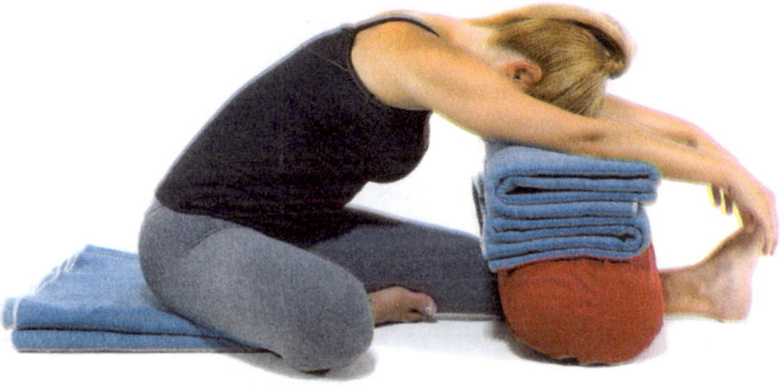

2 – **Janu Sirsanana**
Veja Asana 11, página 141.

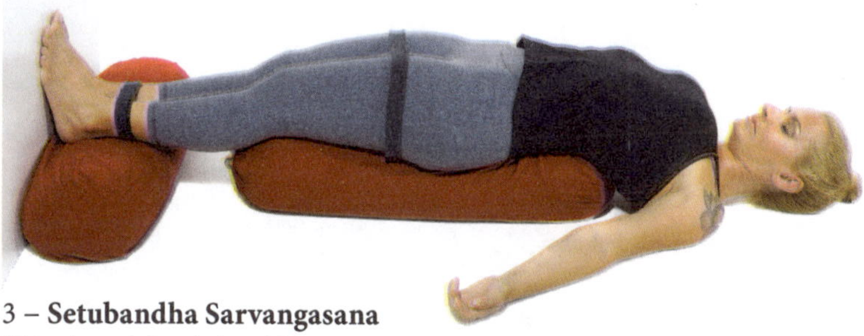

3 – **Setubandha Sarvangasana**
Veja Asana 2, página 132.

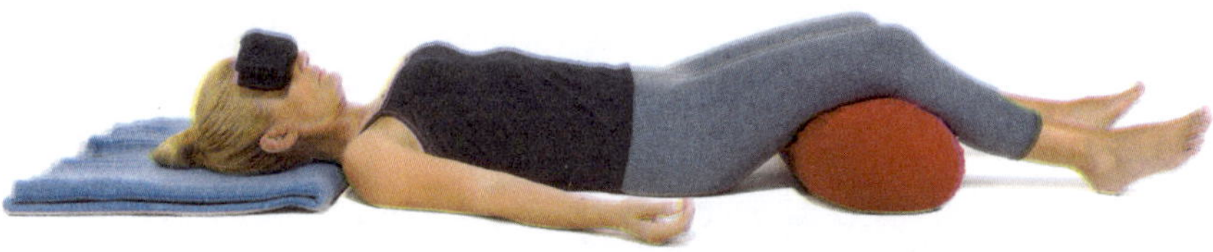

4 – **Savasana 2**
Variação do Asana 1 (aprenda na página 131). Afaste bem os ombros do pescoço, mas mantenha-o acima do cobertor.

Menstruação – TPM

Se você começou a ler diretamente por esse sintoma, por favor, leia o item anterior (Menstruação – Fluxo).

Durante a TPM, algumas mulheres sofrem pelo excesso de estrogênio no sangue, o que causa irritabilidade, tensão, agressividade, constipação, dor de cabeça e cólicas debilitantes. Outras, pelo excesso de progesterona, podem sentir melancolia, depressão, letargia, fadiga física e mental e diarreia leve.

Isso tudo deixa muito claro quanto é tangível que as alterações do corpo afetam a nossa qualidade de pensamentos e sentimentos. As mulheres têm a oportunidade de tomar consciência disso mensalmente: a poderosa relação corpo/mente.

Os efeitos dos asanas farão você se identificar cada vez mais com o bem-estar e cada vez menos com as variações decorrentes da fase pré-menstrual. Estar mais próxima de seu corpo pelo yoga vai fazê-la começar a trabalhar com ele logo nos primeiros sintomas da TPM, sem esquecer que eles são transitórios e decorrentes das alterações hormonais.

Série I

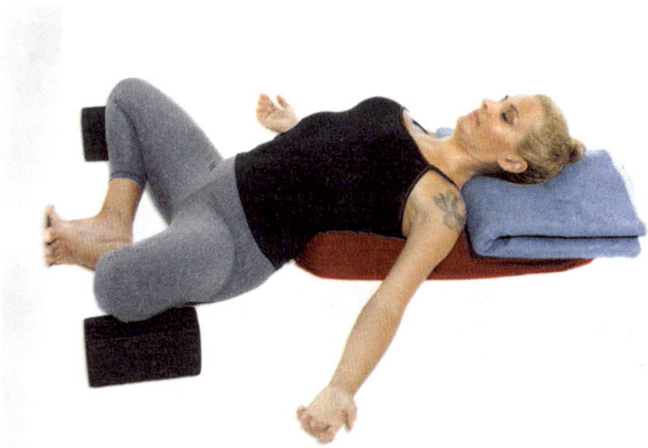

1 – **Supta Baddhakonasana**
Veja Asana 7, página 137.

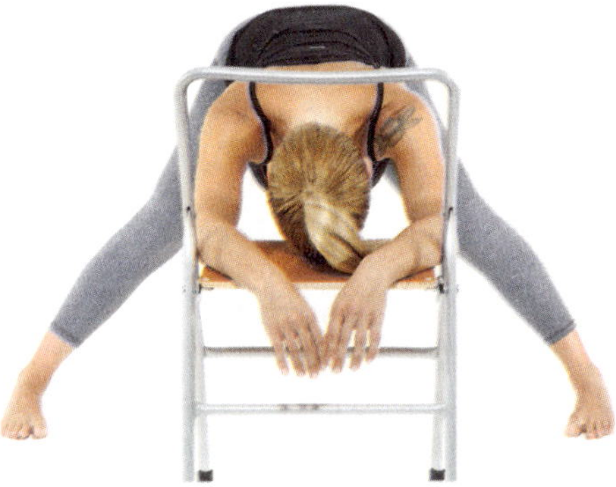

2 – **Prasarita Padotanasana 2**
Variação do Asana 18 (aprenda na página 148). Fique atento ao apoio da testa na cadeira.

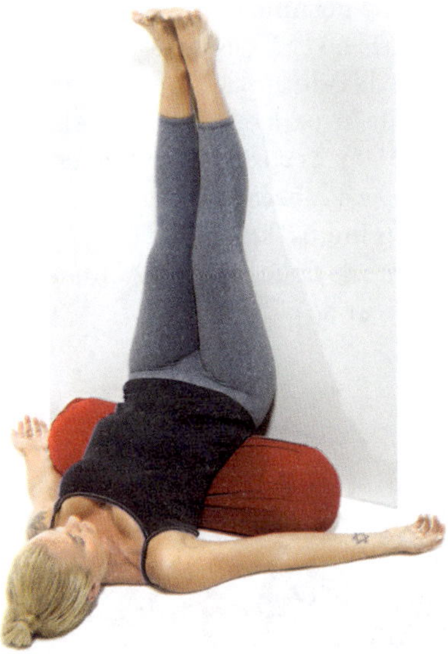

3 – **Viparita Karani**
Veja Asana 21, página 151.

4 – **Savasana 4**
Variação do Asana 1 (aprenda na página 131). Afaste bem os ombros do pescoço, mas mantenha-o acima do cobertor.

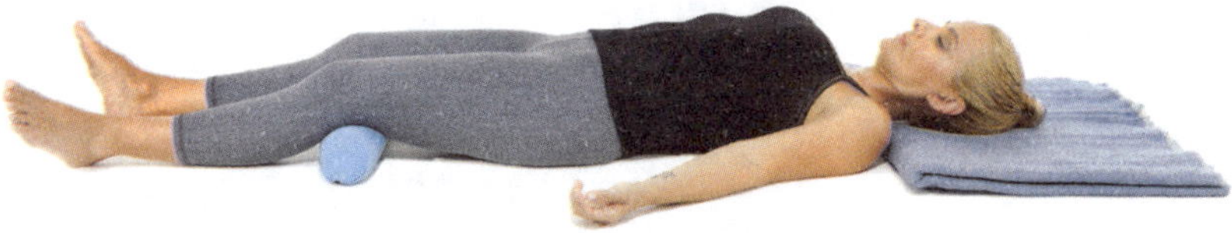

Série II

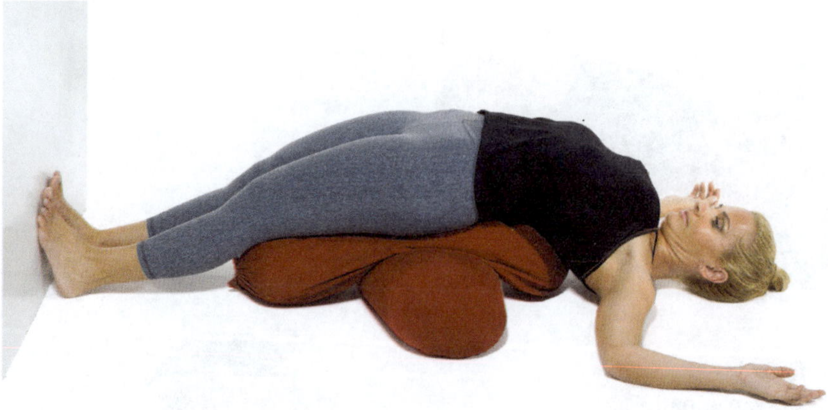

1 – **Setubandha Sarvangasana 2**
Variação do Asana 2 (aprenda na página 132). Com dois almofadões cruzados e sobrepostos, sente-se na parte mais alta antes de deitar. Na posição deitada, certifique-se de que os pés estejam bem juntos e inteiros em contato com a parede. Mantenha esforço nas pernas esticadas (coxas para baixo). Com os ombros no chão, afaste-os bem do pescoço e relaxe-os com o queixo para baixo. Relaxe os braços e mãos com as palmas para cima. Para sair da postura, dobre as pernas e apoie os pés no chão, escorregando para trás. Vire de lado até sair totalmente do apoio, deite-se para o lado direito e dobre as pernas com as coxas na direção do peito. Apoie a cabeça e permaneça assim por 1 a 2 minutos. Em seguida sente-se, tire os cintos e fique mais 1 a 2 minutos antes de ficar de pé.

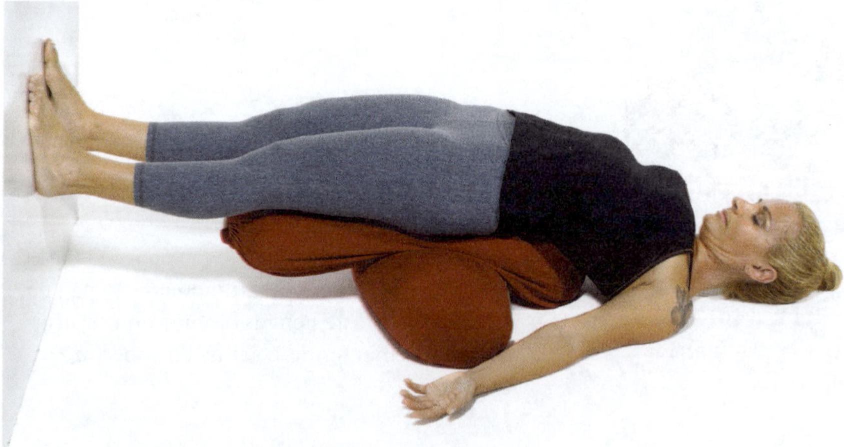

Se sentir dificuldade na permanência ou desconforto nas costas (lombar), coloque os pés na altura do quadril.

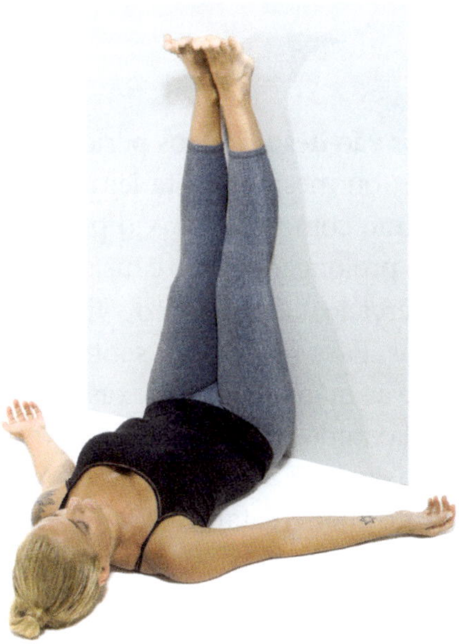

2 – **Urdva Prasarita Padasana**
Veja Asana 25, página 156.

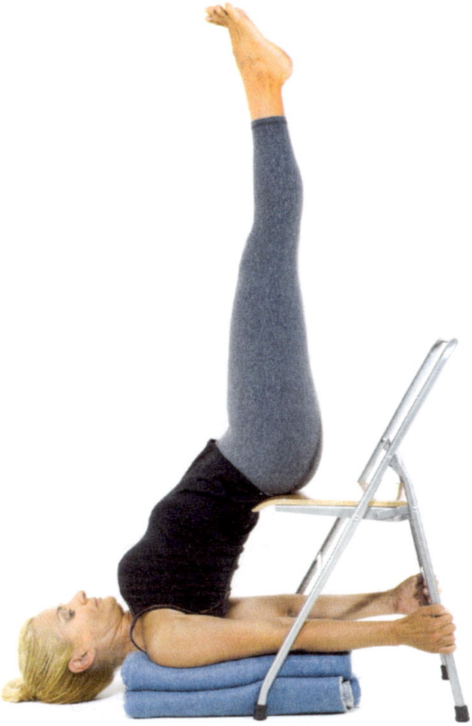

3 – **Salamba Sarvangasana**
Veja Asana 22, página 152.

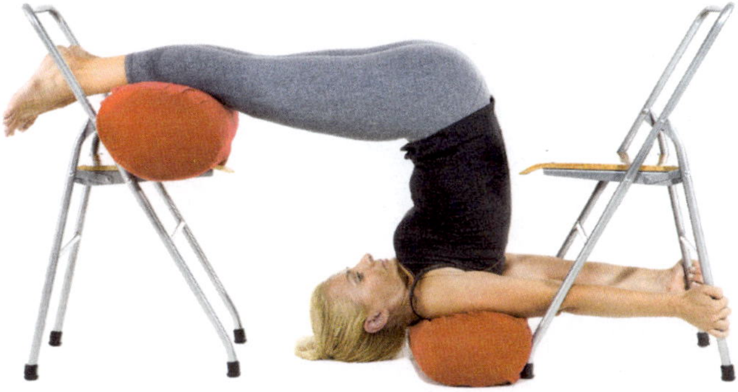

4 – **Ardha Halasana**
Veja Asana 23, página 154.

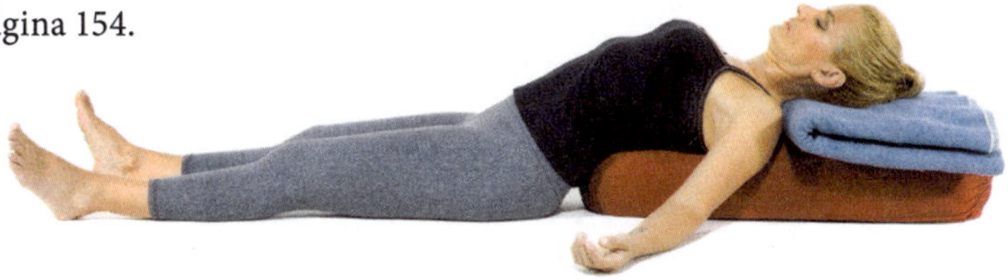

5 – **Savasana**
Veja Asana 1, página 131.

Olhos cansados

As diversas causas que cansam seus olhos vão desde longos períodos no computador até exposição à luz muito forte, ou mesmo muita leitura. Por exemplo, quando você está lendo algo próximo como um livro, o ponto de foco da visão fica muito perto por um tempo prolongado e isso cansa a vista.

No yoga, temos alguns valiosos exercícios de fixação visual – chamados de *trataka* – que relaxam os olhos. Para realizá-los, sente-se em *swastikasana* (asana 10, página 140) e relaxe as mãos sobre as coxas, ou, de pé, em *tadasana* (asana 14, página 144) relaxando os braços ao longo do corpo. Os mais simples são aqueles nos quais você pode olhar o horizonte, uma estrela, a Lua ou qualquer outro ponto mais distante, fixando seus olhos nesses pontos de observação. Alguns minutos depois, feche os olhos e descanse. Nesses exercícios, sua vista fará a ação muscular contrária da habitual, o que é benéfico.

Em todos os asanas desta série, você pode também sentir uma melhora imediata, tanto pela circulação e relaxamento que isso vai trazer aos olhos como pela pressão da bandagem que atua como uma leve massagem contínua.

Série I

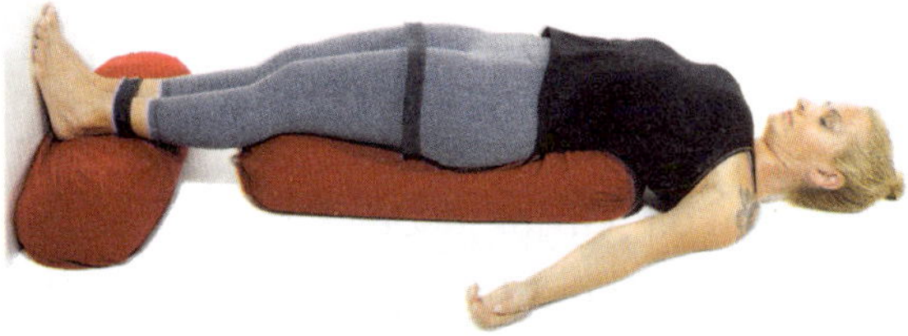

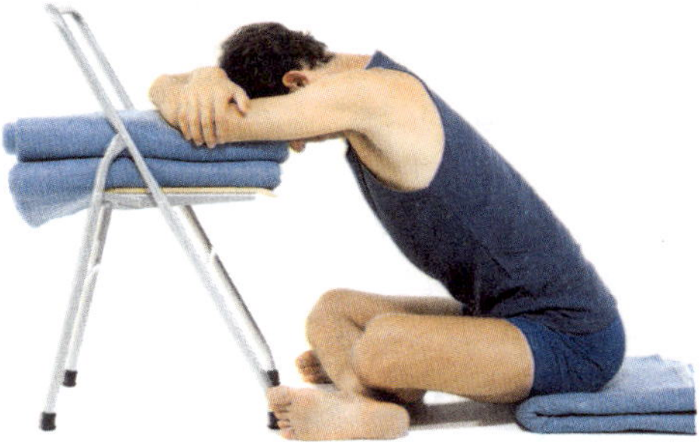

1 – **Swastikasana 2**
Sentado com as pernas cruzadas à frente com o pé posicionado debaixo do joelho, relaxe as coxas e pernas para baixo. Apoie a testa, relaxando o pescoço, os braços e mãos. Procure uma altura do quadril e da cadeira onde suas costas fiquem alongadas conforme a foto. No total permaneça de 5 a 15 minutos, mudando a posição do cruzamento das pernas. Para sair da postura, alongue as costas, levando mais perto da cadeira, e voltando o corpo para a posição vertical.

2 – **Setubandha Sarvangasana**
Veja Asana 2, página 132. Pratique com bandagem, como em Savasana 3, a seguir.

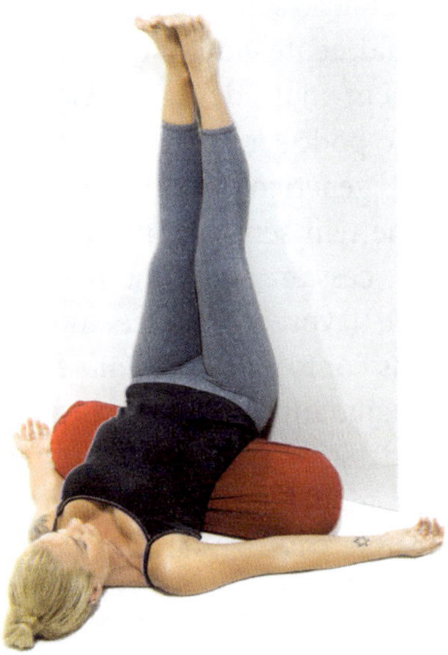

3 – **Viparita Karani**
Veja Asana 21, página 151. Pratique com bandagem, como em Savasana 3, a seguir.

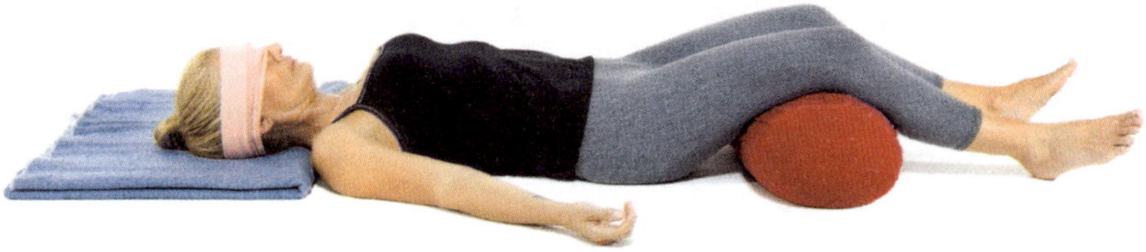

4 – **Savasana 3**
Variação do Asana 1 (aprenda na página 131). Afaste bem os ombros do pescoço, mas mantenha-o acima do cobertor. A bandagem nos olhos não deve estar apertada, mas firme.

Pele – Desequilíbrios

Você aprendeu na escola que a pele é o maior órgão do corpo. Você já parou para meditar sobre isso?

Além da sensibilidade no tocante à temperatura e à umidade, esse órgão é responsável por uma parte imprescindível da respiração (cutânea). Neste livro, você já percebeu a importância que o yoga dá à respiração.

Como você cuida de sua pele e se relaciona com ela?

Na prática dos yogasanas, em vários casos, lembro aos alunos de sentirem primeiro a pele para depois penetrarem corpo adentro em busca dos músculos e seus movimentos mais internos.

Normalmente adotando uma vida saudável e yogue, os praticantes envelhecem mais devagar. Além da mobilidade física e vivacidade em geral, isso pode ser reconhecido também pela aparência da pele – apesar de os fatores genéticos terem aqui um peso predominante.

A acne tem seu auge nas alterações hormonais da puberdade que, via de regra, cessam após esse período. É sabido que alimentação orientada e higiene favorecem nesse momento. Nessa questão, as posturas aqui indicadas como *sarvangasana* e *halasana* vão melhorar o fluxo de sangue na face, ajudando o processo de cura da acne bem como a organização interna dessas mudanças da puberdade. Em outros desequilíbrios, como pele seca, manchas e irritações da pele, o yoga pode não eliminar totalmente o problema, mas ajudará bastante na qualidade do fluxo sanguíneo nas áreas afetadas.

Série I

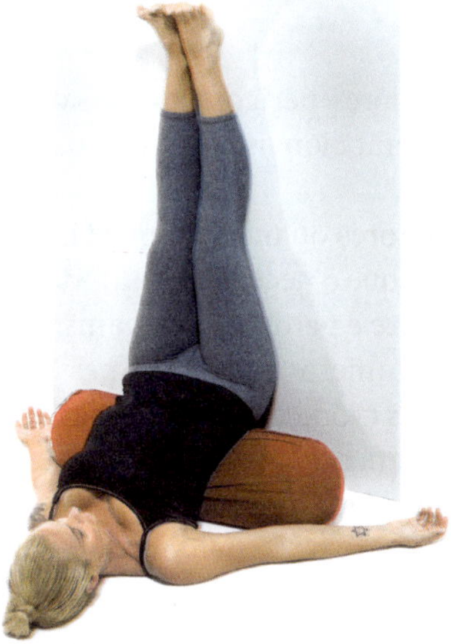

1 – **Viparita Karani**
Veja Asana 21, página 151.

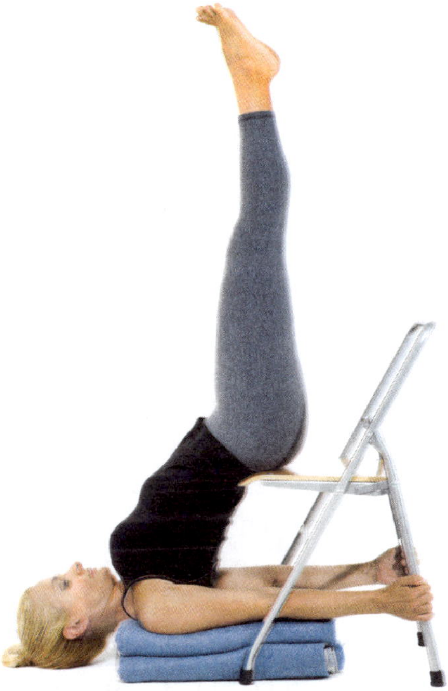

3 – **Salamba Sarvangasana**
Veja Asana 22, página 152.

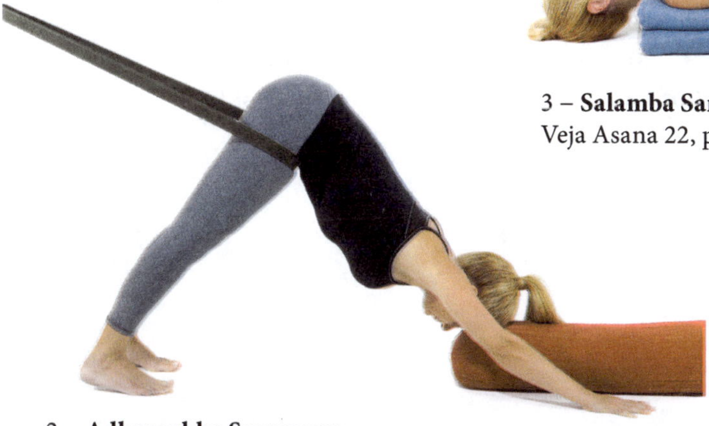

2 – **Adhomukha Svanasana**
Veja Asana 15, página 145.

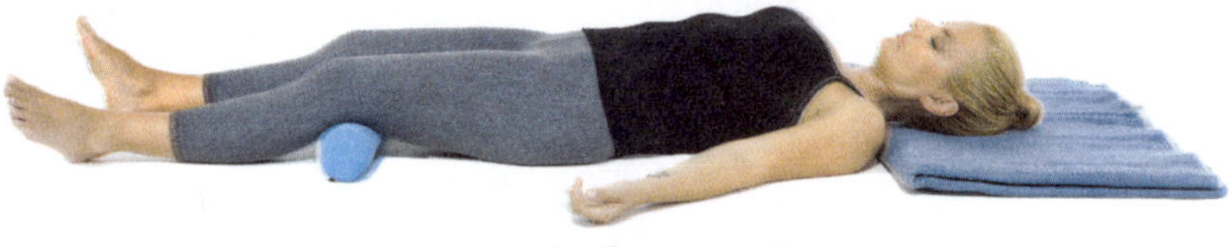

4 – **Savasana 4**
Variação do Asana 1 (aprenda na página 131). Afaste bem os ombros do pescoço, mas mantenha-o acima do cobertor.

Pressão alta

A pressão arterial alta é ainda um dos maiores perigos para a saúde humana. Os agentes estressores, geralmente emocionais, têm um papel importante nesses casos.

Como agentes estressores, entendemos os fatores ou motivos que fazem alguém aumentar a carga de adrenalina mais do que o necessário, e ainda os motivos que fazem com que essa carga não abaixe e perdure no organismo.

Nesses muitos anos ensinando yoga, foram inúmeros os casos de pessoas que melhoraram ou erradicaram esse mal, antes crônico em suas vidas.

Hoje se sabe quanto o desenvolvimento na prática da meditação também aufere benefícios concretos nesse sentido. Enfim, basta uma pessoa observar a sua respiração por meio de um exercício (o que pode demorar alguns meses para gerar resultados) dentro de uma prática regular, para exercer um movimento fisiológico contrário ao da pressão alta.

Na série a seguir, você encontrará posturas de yoga que podem dar resultados praticamente imediatos. No entanto, uma revisão mais profunda para identificar e conhecer melhor os agentes estressores em sua vida é fundamental para você ter o yoga não só como uma ferramenta de autorregulação, mas como algo definitivo a favor de sua saúde.

Série I

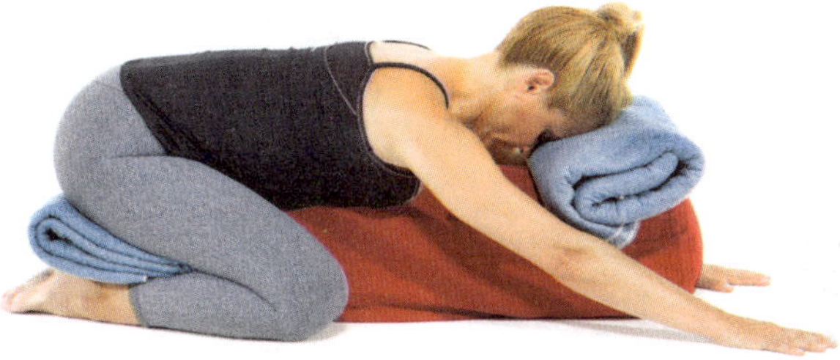

1 – **Adhomukha Virasana**
Veja Asana 9, página 139.

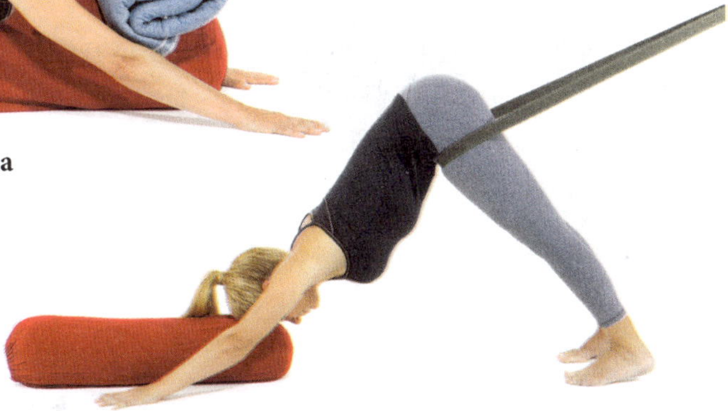

2 – **Adhomukha Svanasana**
Veja Asana 15, página 145.

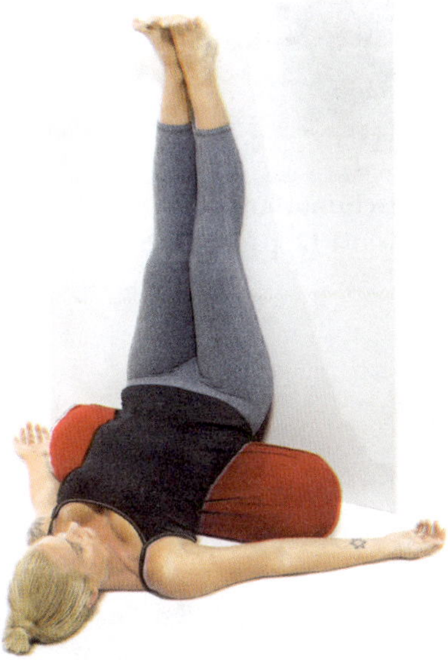

3 – **Viparita Karani**
Veja Asana 21, página 151.

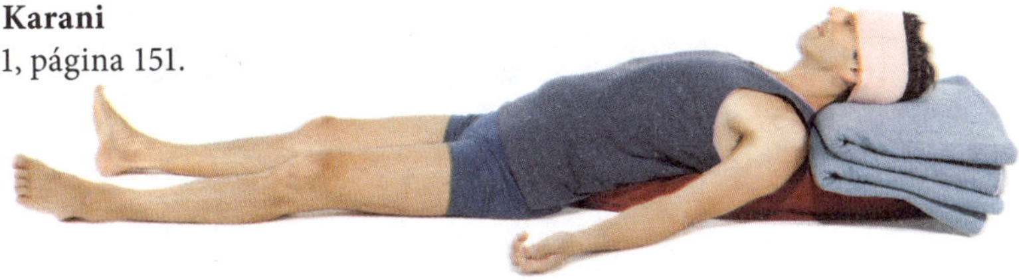

4 – **Savasana 6**
Variação do Asana 1 (aprenda na página 131). A bandagem na testa não deve estar apertada, mas firme.

Série II

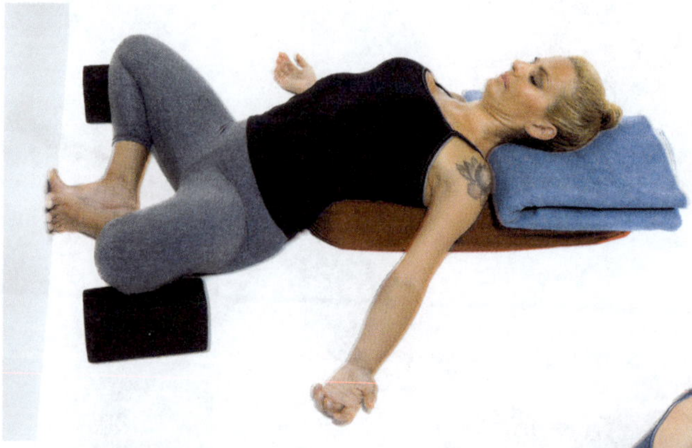

1 – **Supta Baddhakonasana**
Veja Asana 7, página 137.

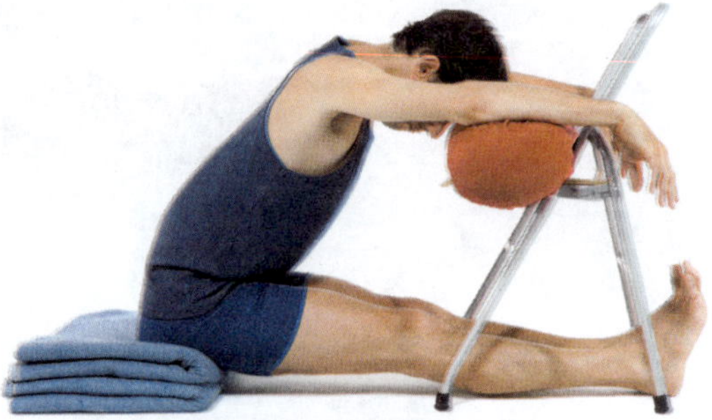

2 – **Paschimottanasana**
Veja Asana 12, página 142.

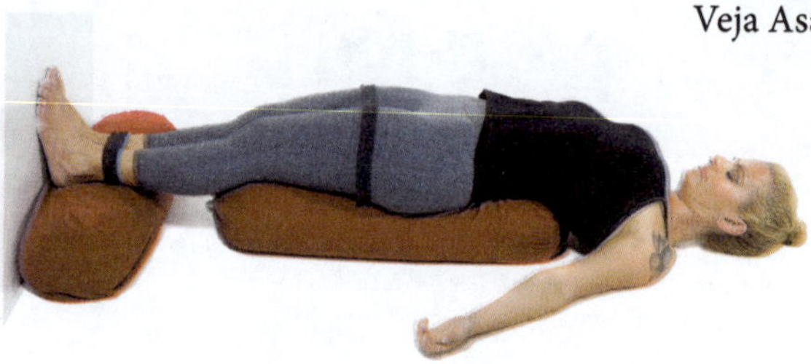

3 – **Setubandha Sarvangasana**
Veja Asana 2, página 132.

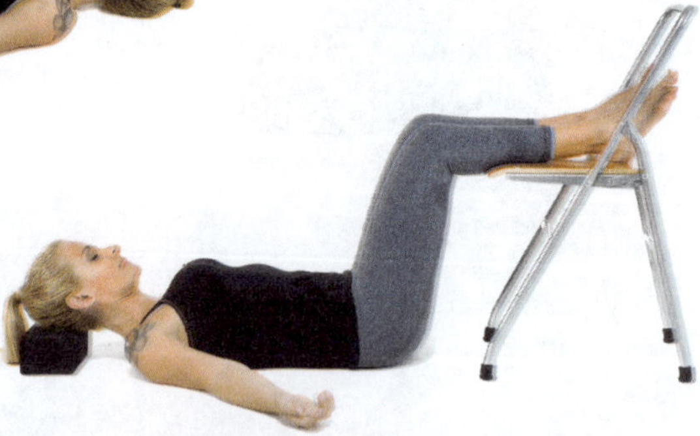

4 – **Savasana 12**
Variação do Asana 1 (aprenda na página 131). Mantenha as coxas inclinadas e apoie somente a base do crânio em uma altura em que a testa fique mais alta do que o queixo. Afaste os ombros do pescoço e observe as palmas das mãos para cima.

Série III

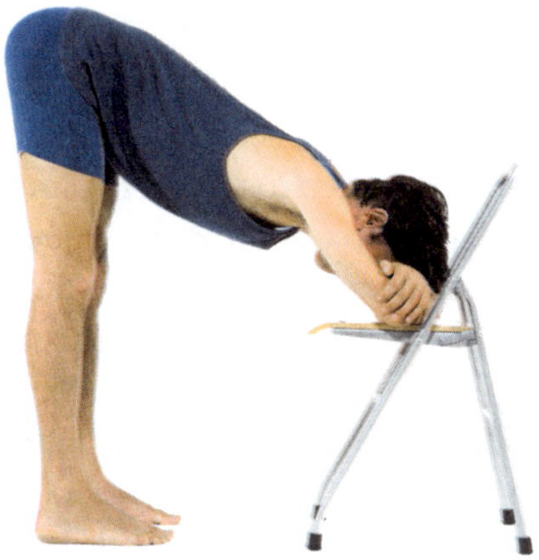

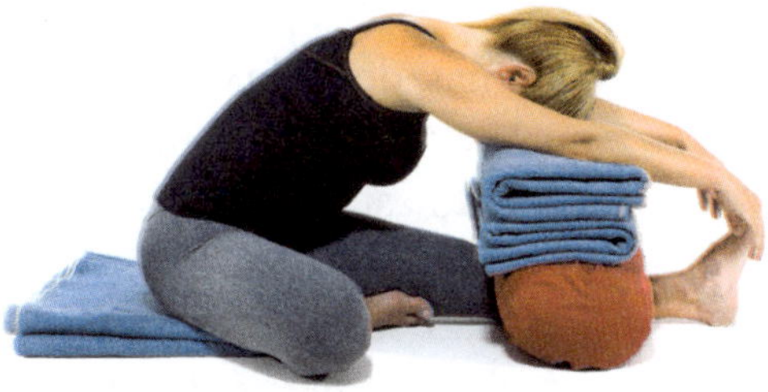

2 – **Janu Sirsanana**
Veja Asana 11, página 141.

1 – **Ardha Uttanasana 2**
Variação do Asana 16 (aprenda na página 146). Observe a inclinação do tronco e relaxe os antebraços cruzados, bem como o pescoço, apoiando a testa sobre eles. Permaneça de 1 a 5 minutos.

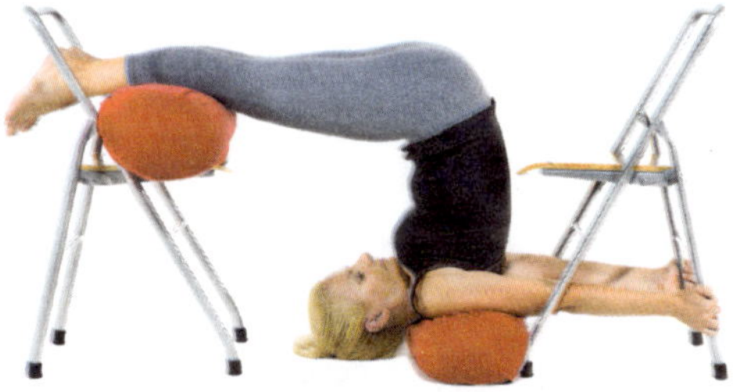

3 – **Ardha Halasana**
Veja Asana 23, página 154.

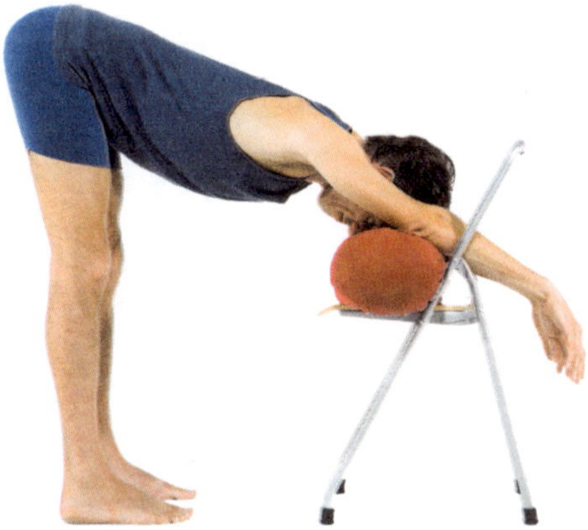

Opção com almofadão. Afaste o máximo os braços até a largura dos ombros e mantenha-os esticados, mas com as mãos relaxadas.

4 – **Savasana**
Veja Asana 1, página 131. Você também pode utilizar uma bandagem nos olhos neste asana.

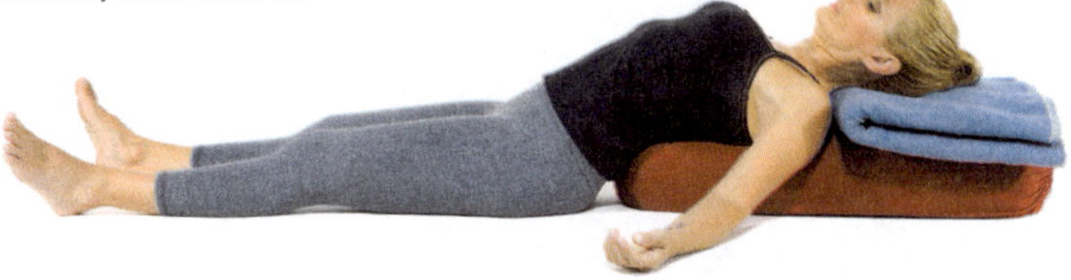

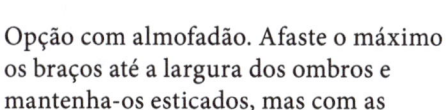

Refluxo

Os sintomas de refluxo gastroesofágico podem ser entendidos como mais e menos comuns. Os mais comuns trazem a sensação de queimação desde acima do estômago até o pescoço ou garganta. Nos menos comuns, pode acontecer uma pequena regurgitação, quando o refluxo de pequenas quantidades do suco gástrico leva um sabor ácido à boca (esse sintoma também pode ocorrer eventualmente em alguém que não sofre de refluxo).

Em sala de aula, utilizo alguns asanas que ajudam a aliviar o problema, e escolhemos os três mais simples. Inclusive dois deles você vai praticar na posição deitada. É necessário observar bem a posição do abdome, do estômago e da cabeça para obter bons resultados. Neles, a respiração também é favorecida.

Série I

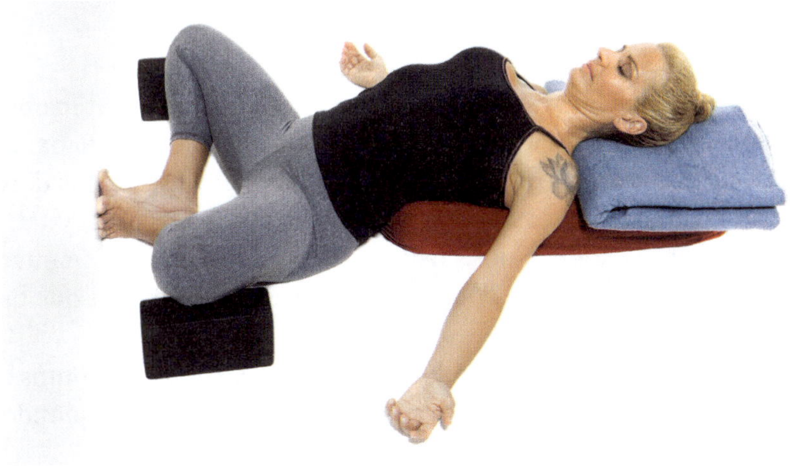

1 – **Supta Baddhakonasana**
Veja Asana 7, página 137.

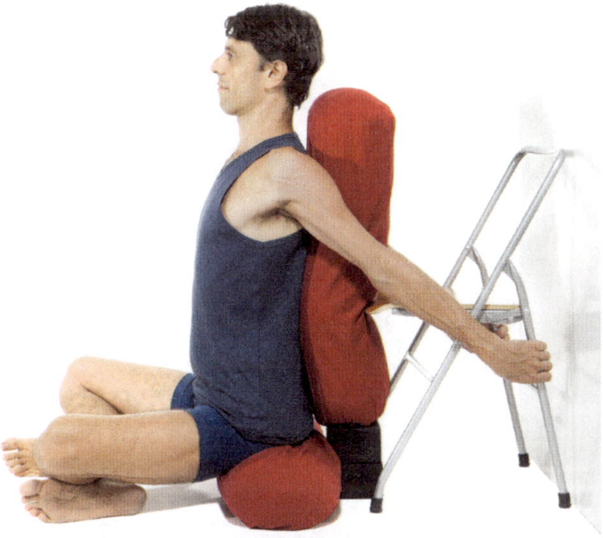

2 – **Swastikasana**
Veja Asana 10, página 140.

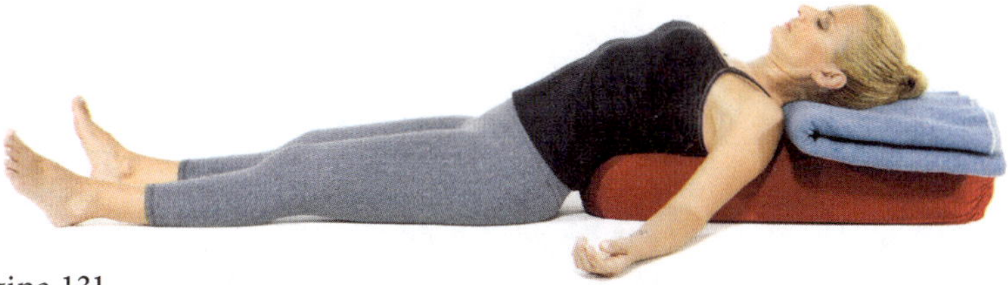

3 – **Savasana**
Veja Asana 1, página 131.

Resfriado e gripe

É importante diferenciar resfriado de gripe, pois, apesar de parecidos, o primeiro tem sintomas mais leves e a segunda pode ser acompanhada de febre. Como ambos causam coriza, entupimento nasal e cansaço, nos dois casos você pode se beneficiar com posturas que restauram a energia vital.

Vale lembrar que os yogues nos ensinam que é fundamental manter as vias respiratórias desobstruídas para uma boa respiração e para que os pulmões absorvam o oxigênio.

O prana – energia vital – é absorvido nas próprias narinas por pontos e meridianos de energia, não pela boca. Por isso, nossa vitalidade cai quando estamos com as narinas entupidas.

Na gripe, principalmente, você sente vontade de descansar, e se é isso que seu corpo está pedindo, por que não fazê-lo? No entanto, se você é aquele tipo de pessoa que não consegue parar para descansar, a prática desta série também pode ajudá-lo, além de melhorar os sintomas.

Fique atento a duas das posturas da série a seguir (*uttanasana* e *halasana*), pois elas podem, em um primeiro momento, obstruir as narinas, e isso é normal. Depois da prática, aí, sim, virá a melhora.

Série I

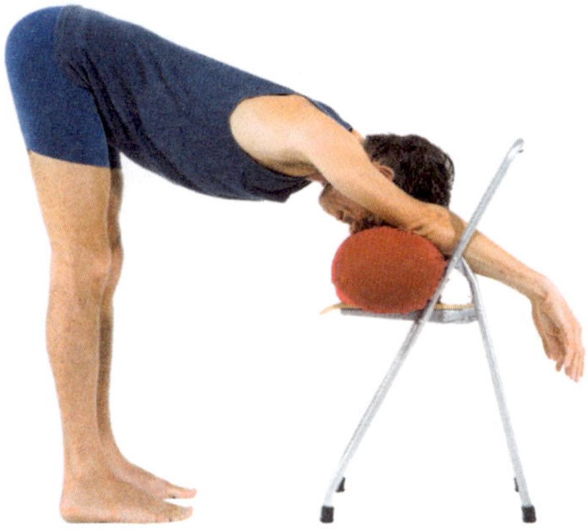

1 – **Ardha Uttanasana 2**
Variação do Asana 16 (aprenda na página 146). Observe a inclinação do tronco e afaste o máximo os braços até a largura dos ombros, mantendo-os esticados, mas com as mãos relaxadas. Apoie a testa sobre o almofadão e relaxe o pescoço. Permaneça de 1 a 5 minutos.

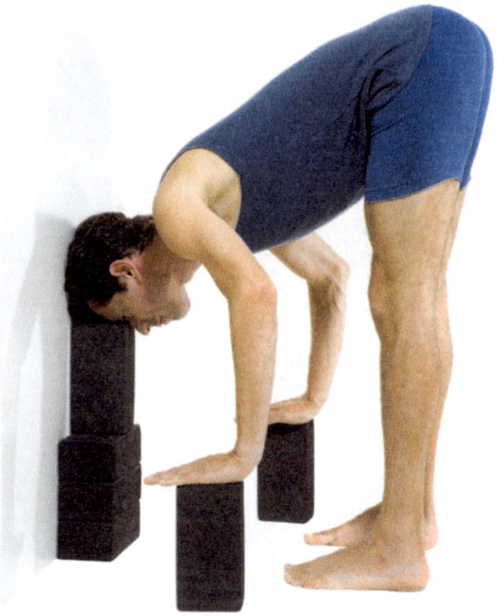

2 – **Uttanasana 2**
Variação do Asana 17 (aprenda na página 147). Observe que, nesta variação, a testa deve apoiar na posição horizontal e o topo da cabeça, tocar a parede. Para sair da postura, coloque as mãos na cintura com os cotovelos para cima, o queixo no peito e suba lentamente, mantendo firmes as pernas e coxas.

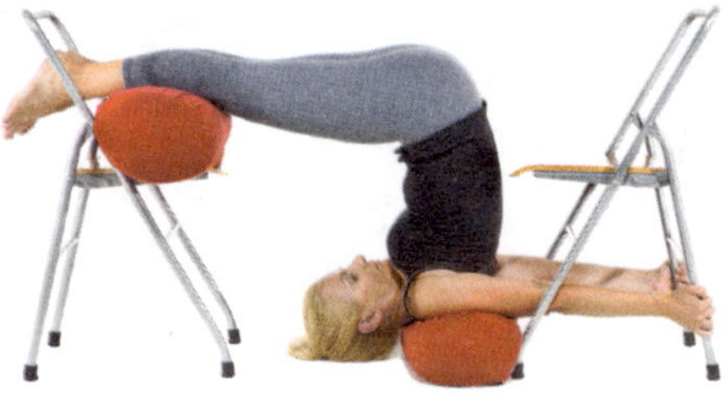

3 – **Ardha Halasana**
Veja Asana 23, página 154.

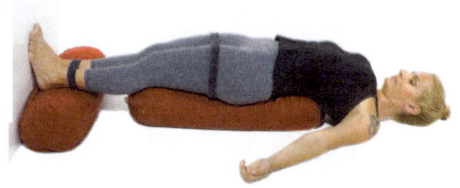

4 – **Setubandha Sarvangasana**
Veja Asana 2, página 132.

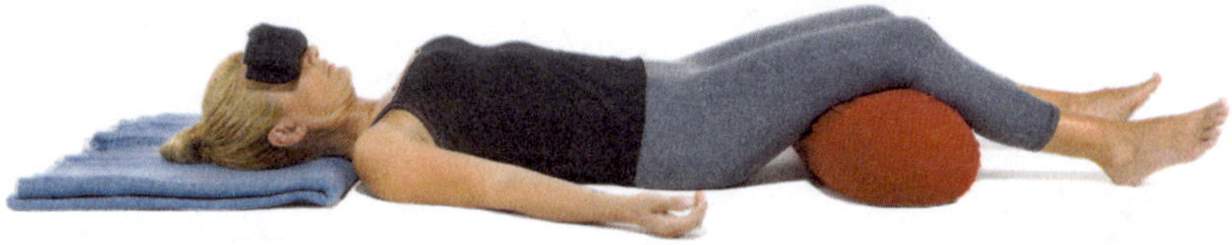

5 – **Savasana 2**
Variação do Asana 1 (aprenda na página 131). Afaste bem os ombros do pescoço, mas mantenha-o acima do cobertor.

Série II

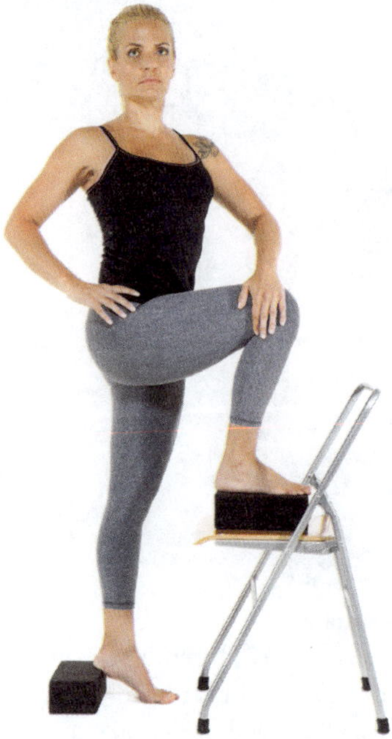

1 – **Marichyasana**
Veja Asana 30, página 161.

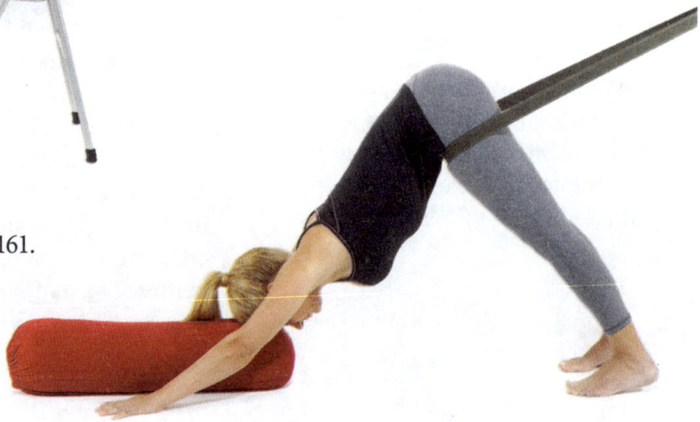

2 – **Adhomukha Svanasana**
Veja Asana 15, página 145.

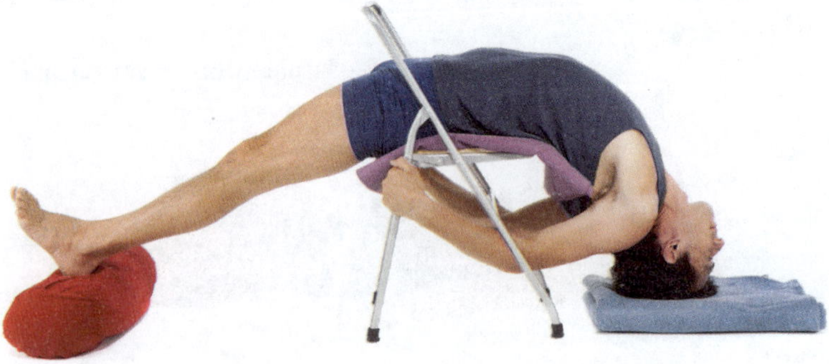

3 – **Viparita Dandasana**
Veja Asana 13, página 143.

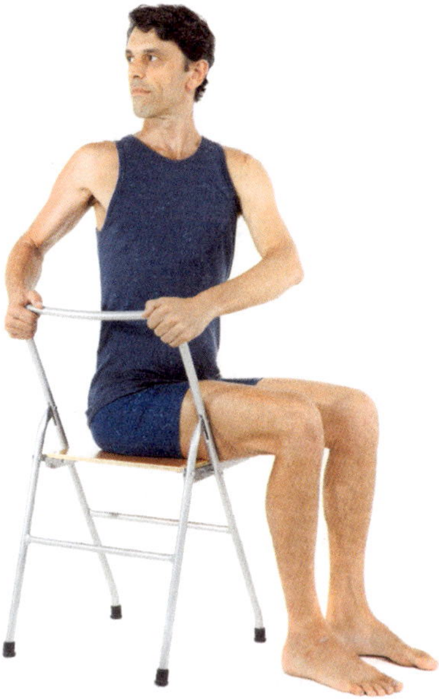

4 – **Bharadvajasana**
Veja Asana 27, página 158.

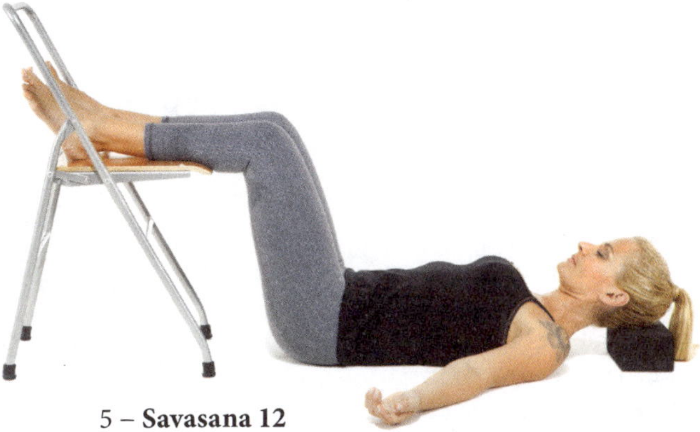

5 – **Savasana 12**
Variação do Asana 1 (aprenda na página 131). Mantenha as coxas inclinadas e apoie somente a base do crânio em uma altura em que a testa fique mais alta do que o queixo. Afaste os ombros do pescoço e observe as palmas das mãos para cima.

Rinite e sinusite

A rinite e a sinusite vêm crescendo em todo o mundo proporcionalmente ao crescimento dos grandes centros. Mesmo no campo, onde tínhamos uma zona de escape e proteção desses problemas, as queimadas em plantações e pastos têm contribuído negativamente e, em alguns períodos, intensamente.

Dentro de casa ou no trabalho, também existem vários fatores que desencadeiam a rinite e a sinusite, como o ar-condicionado, cigarro, gás de cozinha, tapetes e forrações que acumulam ácaros. A própria umidade ou a secura, e ainda o pólen das flores, são fatores que tornam uma pessoa cada vez mais suscetível. Para muitos, a mudança brusca de temperatura, tão comum atualmente, pode desencadear também um desses processos.

Nesta série, vamos provocar uma irrigação nos sínus e nas vias respiratórias superiores, ajudando a movimentar internamente essa circulação. E, junto com isso, você notará um aquecimento dessa região, que, além de prazeroso, promove a reversão desses processos.

Ao praticar estes asanas, nem sempre a resposta será imediata; os sintomas podem piorar na primeira meia hora, mas, depois, os efeitos positivos não tardarão.

Série I

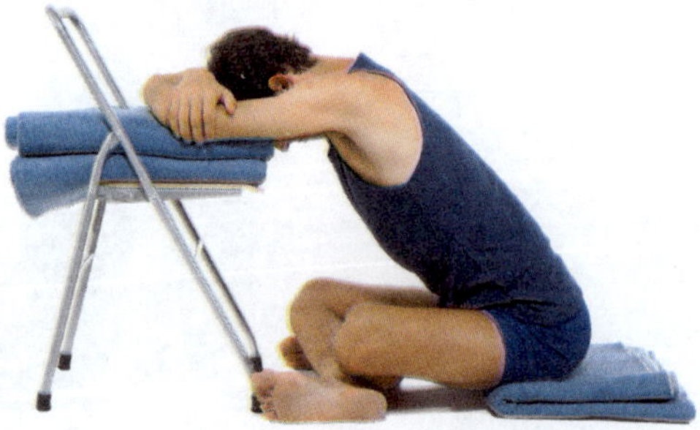

1 – **Swastikasana 2**
Sentado com as pernas cruzadas à frente com o pé posicionado debaixo do joelho, relaxe as coxas e pernas para baixo. Apoie a testa, relaxando o pescoço, os braços e mãos. Procure uma altura do quadril e da cadeira onde suas costas fiquem alongadas conforme a foto. No total permaneça de 5 a 15 minutos, mudando a posição do cruzamento das pernas. Para sair da postura, alongue as costas, levando mais perto da cadeira, e voltando o corpo para a posição vertical.

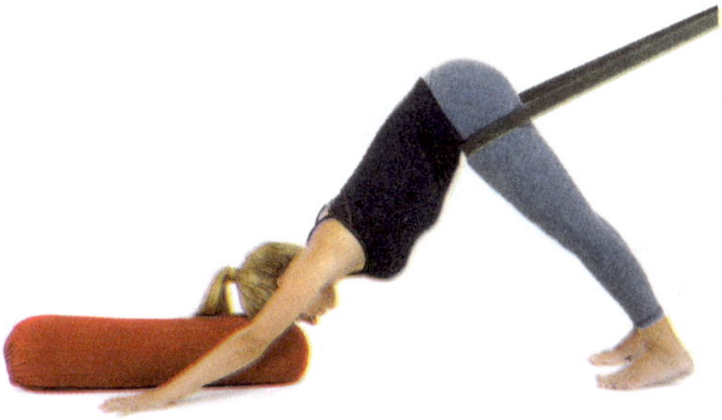

2 – **Adhomukha Svanasana**
Veja Asana 15, página 145.

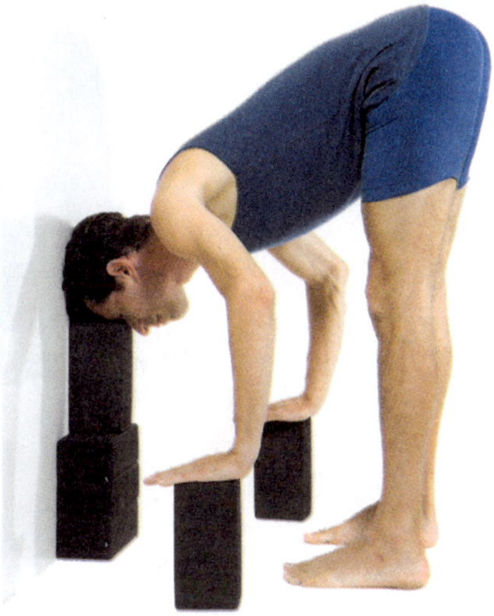

3 – **Uttanasana 2**
Variação do Asana 17 (aprenda na página 147). Observe que, nesta variação, a testa deve apoiar na posição horizontal e o topo da cabeça, tocar a parede. Para sair da postura, coloque as mãos na cintura com os cotovelos para cima, o queixo no peito e suba lentamente, mantendo firmes as pernas e coxas.

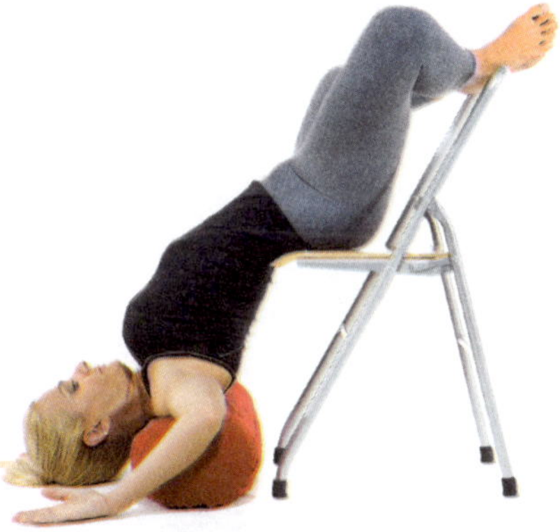

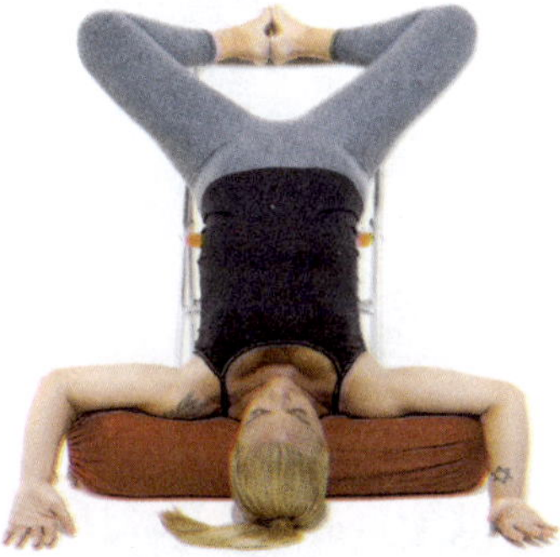

4 – **Salamba Sarvangasana 2**
Variação do Asana 22 (aprenda na página 152). Nesta variação, mantenha o peito na direção do queixo e este levemente para baixo. Coloque uma parte do pescoço apoiada (no almofadão ou cobertor) e os ombros totalmente apoiados. Evite olhar para os lados, girando o pescoço, e fique com o rosto para cima.

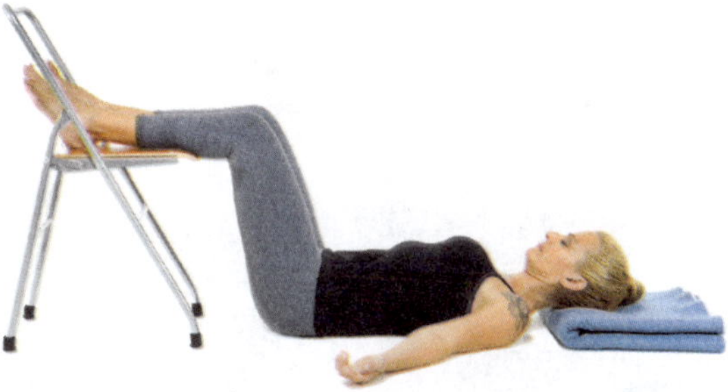

5 – **Savasana 12**
Variação do Asana 1 (aprenda na página 131). Mantenha as coxas inclinadas e apoie somente a base do crânio em uma altura em que a testa fique mais alta do que o queixo. Afaste os ombros do pescoço e observe as palmas das mãos para cima.

Série II

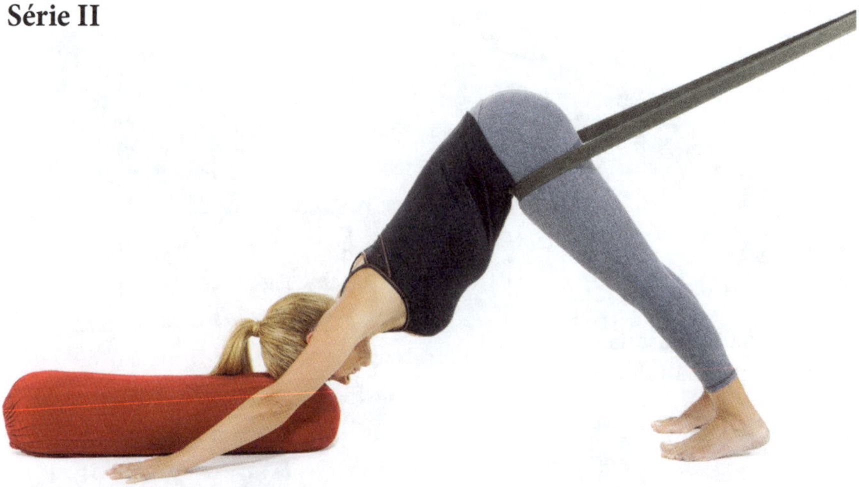

1 – **Adhomukha Svanasana**
Veja Asana 15, página 145.

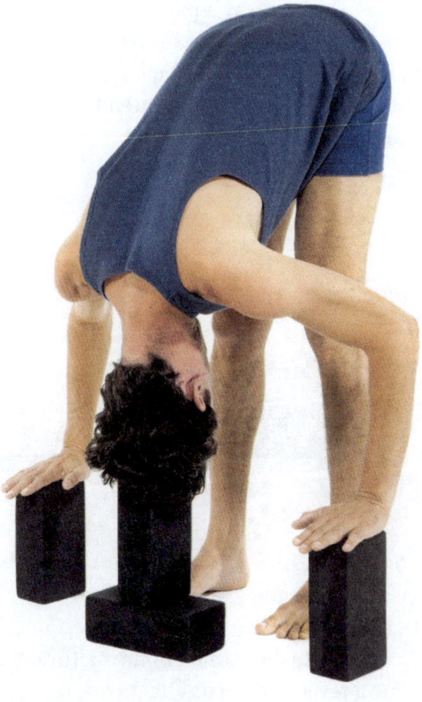

2 – **Uttanasana**
Veja Asana 17 página 147.

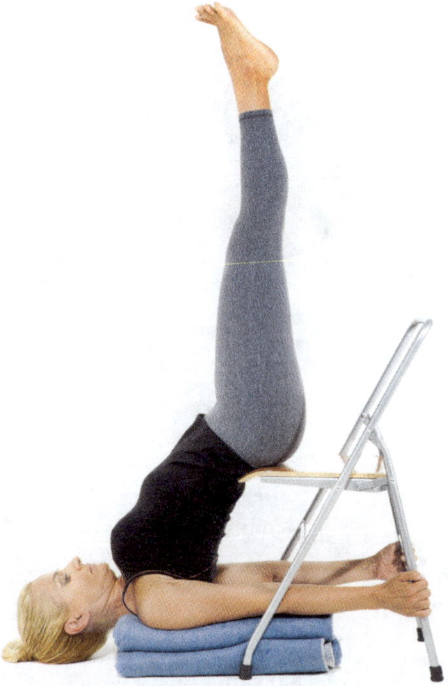

3 – **Salamba Sarvangasana**
Veja Asana 22, página 152.

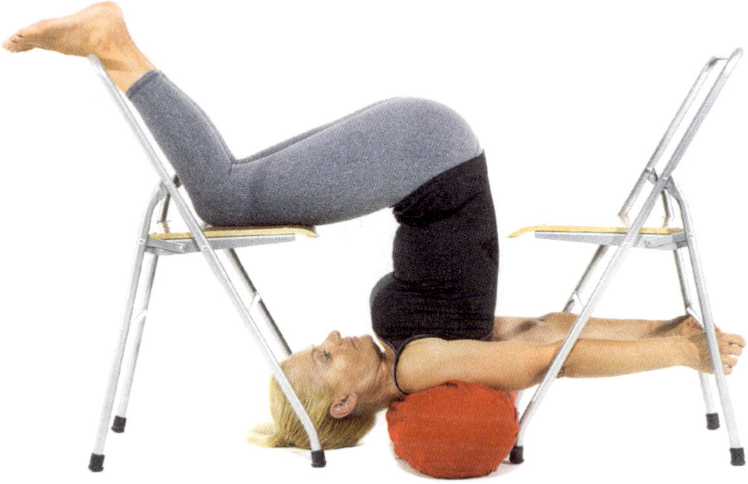

4 – **Karnapidasana**
Veja Asana 24, página 155.

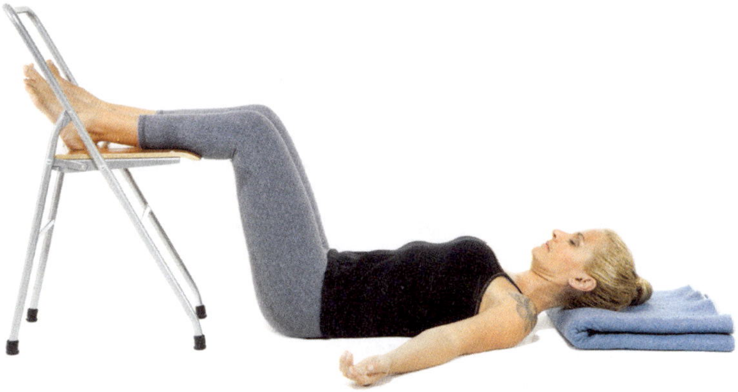

5 – **Savasana 12**
Variação do Asana 1 (aprenda na página 131). Mantenha as coxas inclinadas e apoie somente a base do crânio em uma altura em que a testa fique mais alta do que o queixo. Afaste os ombros do pescoço e observe as palmas das mãos para cima.

Ronco

O ronco tem várias origens, que vão desde o estreitamento das narinas, alergia nasal e desvio de septo até desordens dentárias. Mas estresse mental, excesso de alimentos, bebidas alcoólicas e sobrepeso também prejudicam. Em qualquer dos casos, o pranayama – exercício respiratório - como o indicado aqui é útil desde que, por exemplo, um desvio de septo já tenha sido corrigido.

Os asanas invertidos propostos a seguir, se feitos perto da hora de dormir, são ótimos, mas é preciso ter cuidado para não ter o estômago cheio.

Série I

1 – **Uttanasana 3**
Variação do Asana 17 (aprenda na página 147). Encontre uma altura ideal para apoiar seus ombros para que as pernas continuem esticadas. Com os ombros bem apoiados, relaxe totalmente os braços, as mãos e o pescoço até sentir a cabeça livre e pendurada. Para sair da postura, apoie as palmas das mãos na cadeira e levante o tronco lentamente, com o queixo no peito e mantendo firmes as pernas e coxas.

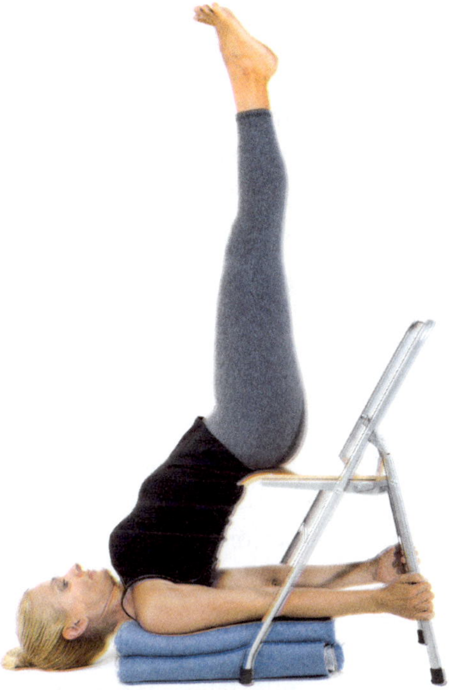

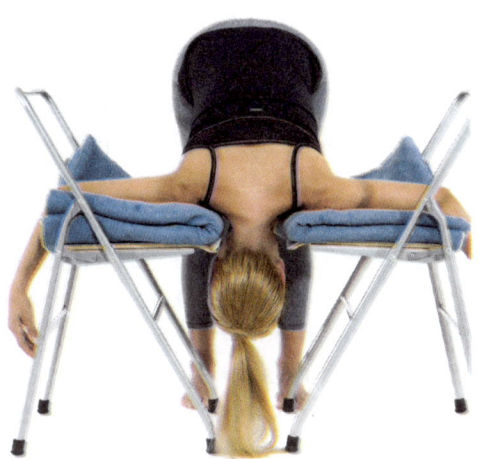

2 – **Salamba Sarvangasana**
Veja Asana 22, página 152.

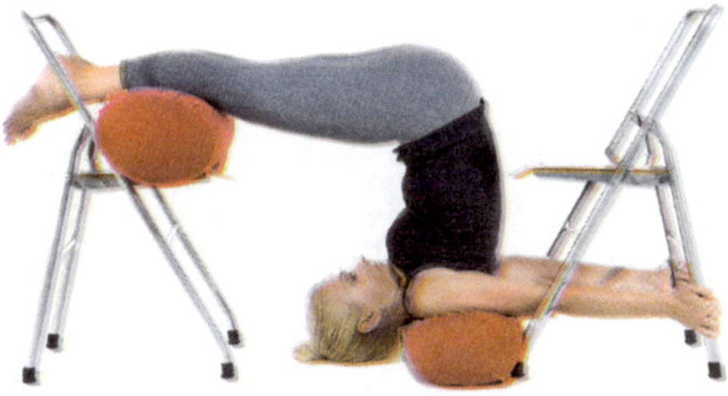

3 – **Ardha Halasana**
Veja Asana 23, página 154.

4 – **Savasana 1**
Veja Asana 1, página 131. Você também pode utilizar uma bandagem nos olhos neste asana. Durante o tempo de permanência nesta postura, pratique o seguinte pranayama: observe a entrada e saída do ar sem tentar controlar esses movimentos.

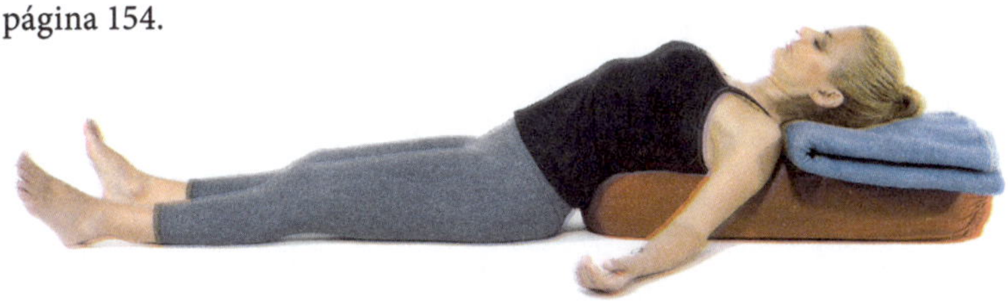

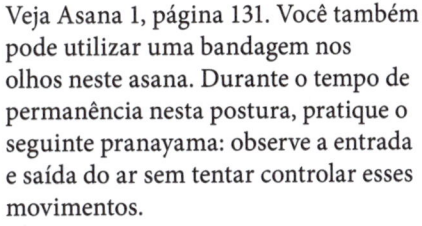

Tendinite

Tendinite é a inflamação de um tendão que surge pela repetição de um mesmo movimento (lesão por esforço repetitivo – LER). Uma vez que ela é ocupacional, todos nós estamos vulneráveis.

É causada por movimentos automáticos, e o yoga é o oposto disso.

Em sala de aula, meu convite constante aos alunos é que eles estejam presentes no movimento e na ação muscular, pois isso "desautomatiza" tais movimentos condicionados e leva você ao campo das sensações e da observação na ação em que há um espaço interno precioso de autoproteção.

Os asanas aqui indicados, como já disse em outros momentos, são para gerar espaço em músculos, tendões e na pele, diminuindo a fricção da tensão exagerada que cria contração e gera lesões.

Como estamos focando aqui a tendinite mais comum, que é a dos membros superiores, ou seja, braços e mãos, muitos vão sentir alívio em médio ou até curto prazos, porque trabalhamos a consciência e a abertura da região das terminações nervosas do pescoço de onde provêm os nervos de comando desses membros. Seja cuidadoso em seguir, neste caso, as descrições, indicações e direções dos movimentos maiores e menores. Utilize seu senso de observação durante os movimentos.

Yoga é ação.

Série I

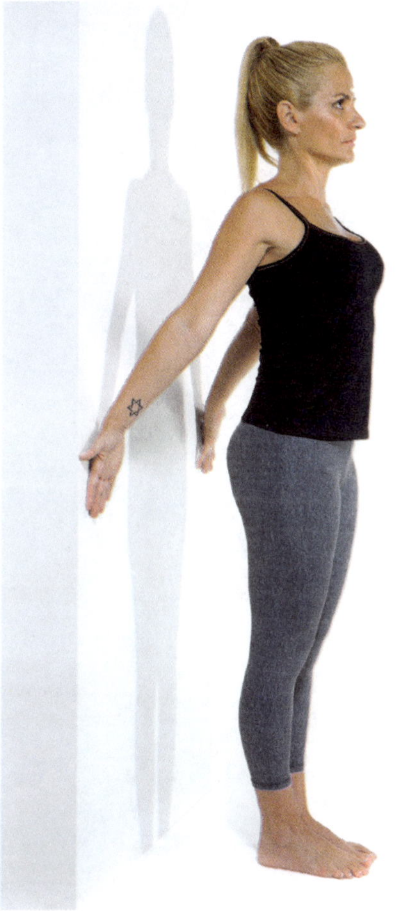

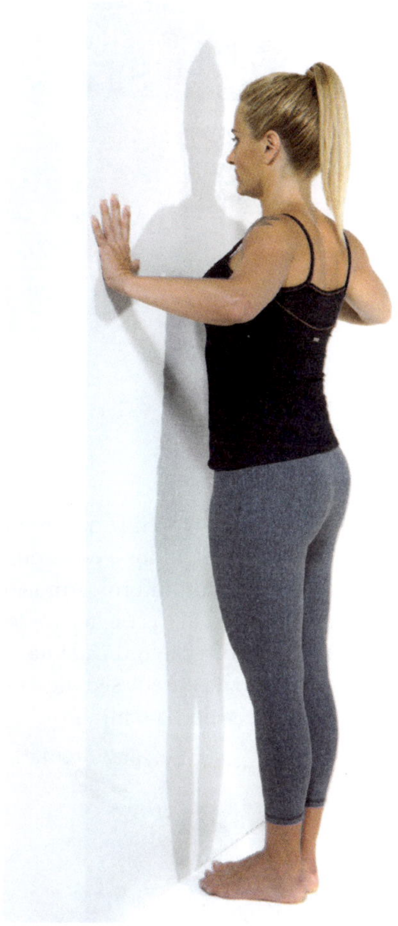

1 – **Tadasana**
Veja Asana 14, página 144.

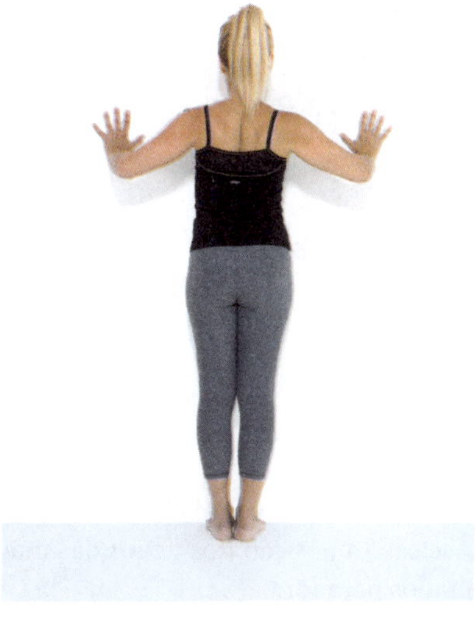

2 – **Tadasana 3**
Variação do Asana 14 (aprenda na página 144). Mantenha as mãos na altura dos ombros, afastando os cotovelos para os lados. Afaste o rosto da parede e os ombros do pescoço, mas aproxime o centro do peito da parede. Permaneça de 1 a 3 minutos.

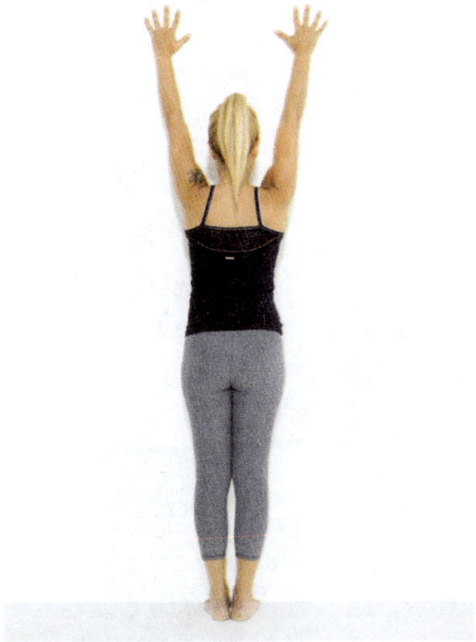

3 – **Tadasana 4**
Variação do Asana 14 (aprenda na página 144). Com os braços erguidos e esticados, afaste-os na largura dos ombros. Abra ao máximo a mão em contato com a parede. Gire os ombros na direção indicada na foto. Afaste o rosto da parede sem descer as mãos. Permaneça de 1 a 4 minutos.

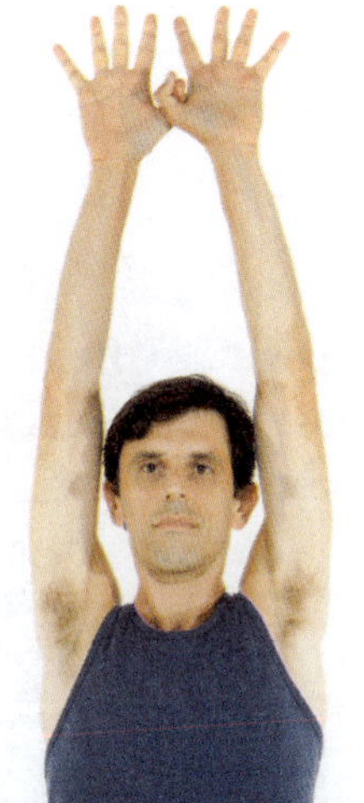

4 – **Urdva Hastasana**
Veja Asana 31, página 162.

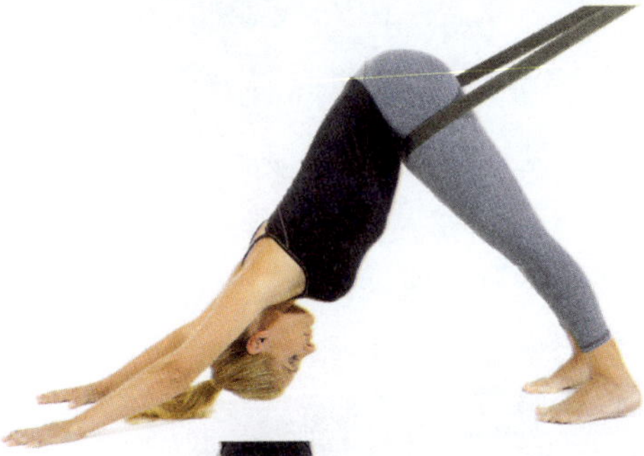

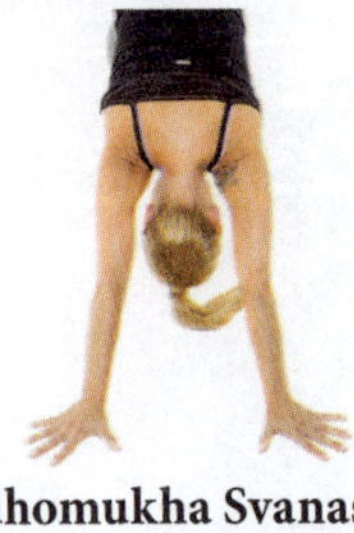

5 – **Adhomukha Svanasana 2**
Variação do Asana 15 (aprenda na página 145). Com o pescoço relaxado e o topo da cabeça na direção do chão, observe nesse caso a posição dos dedos das mãos voltados para fora.

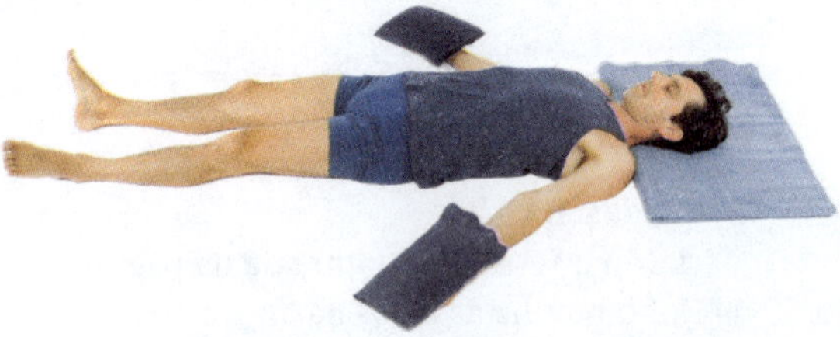

6 – **Savasana 8**
Variação do Asana 1 (aprenda na página 131). Afaste bem os ombros do pescoço, mas mantenha-o acima do cobertor. As palmas das mãos devem estar viradas para cima, abaixo dos pesos.

ASANAS DE REFERÊNCIA

Asana 1 – Savasana

Sava = cadáver

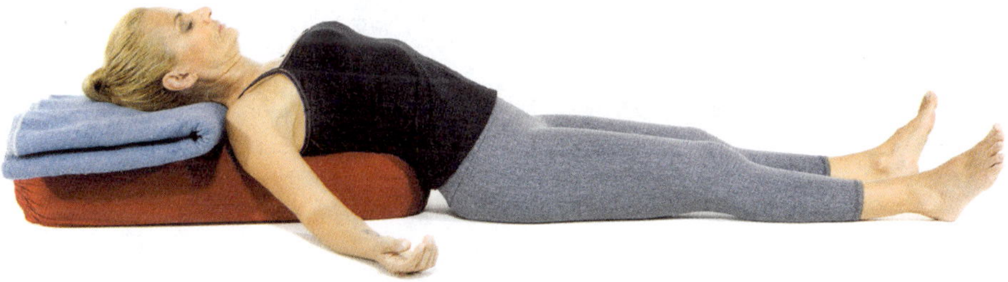

Deite-se, mantendo as costas apoiadas com o quadril próximo do apoio do almofadão, conforme a foto. O apoio para a cabeça deve deixar o queixo um pouco mais baixo do que a testa. Braços esticados, mas relaxados, e mãos ao lado do quadril com as palmas viradas para cima. Afaste um pouco as coxas e pernas e relaxe-as depois de girá-las para fora. Permanência de 5 a 10 minutos. Para sair da postura, deite para o lado direito, apoie a cabeça e permaneça assim por 1 a 2 minutos. Em seguida, sente-se e fique mais 1 a 2 minutos antes de ficar de pé.

Asana 2 – Setubandha Sarvangasana

Setu = ponte
Bandha = construção
Sarvanga = todos os membros

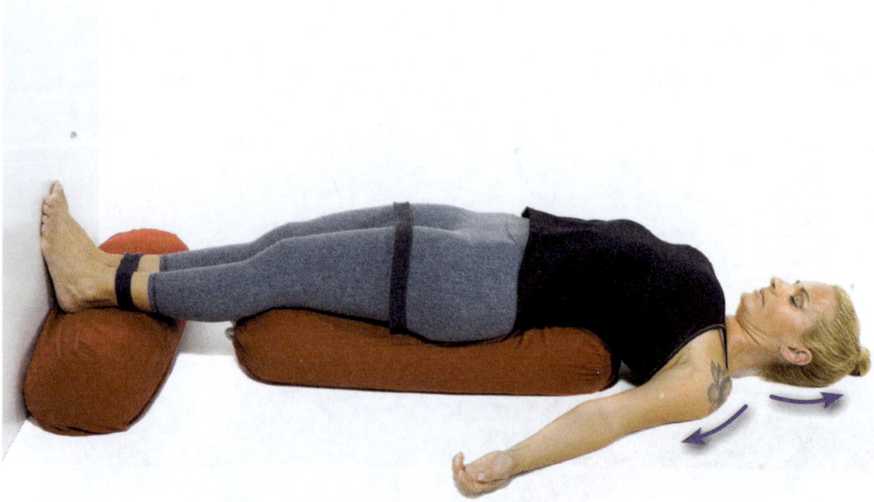

Posicione o almofadão (ou outro tipo de apoio) para os pés na altura do quadril. Posicione o almofadão principal bem transversal a uma parede. Coloque um cinto apertado nos tornozelos e outro com precisão no meio da coxa (um pouco mais perto do quadril do que dos joelhos). Faça com que os pés toquem por inteiro a parede. Uma vez na posição deitada, coloque o almofadão bem junto dos ombros, mas verifique se os ombros estão bem apoiados e tocando o chão. Deixe os braços e as mãos na direção da parede e essas com as palmas voltadas para cima. Afaste os ombros das orelhas e deixe o rosto voltado para cima. Relaxe o rosto e o pescoço, e incline o queixo levemente para baixo. Permaneça de 5 a 15 minutos. Para sair da postura, dobre as pernas e vire de lado até sair totalmente do apoio, deite-se para o lado direito, afrouxe os cintos e dobre as pernas com as coxas na direção do peito. Apoie a cabeça e permaneça assim por 1 a 2 minutos. Em seguida, sente-se, tire os cintos e fique mais 1 a 2 minutos antes de ficar de pé.

Asana 3 – Supta Padangusthasana

Supta = deitado
Pada = pé
Angustha = dedão

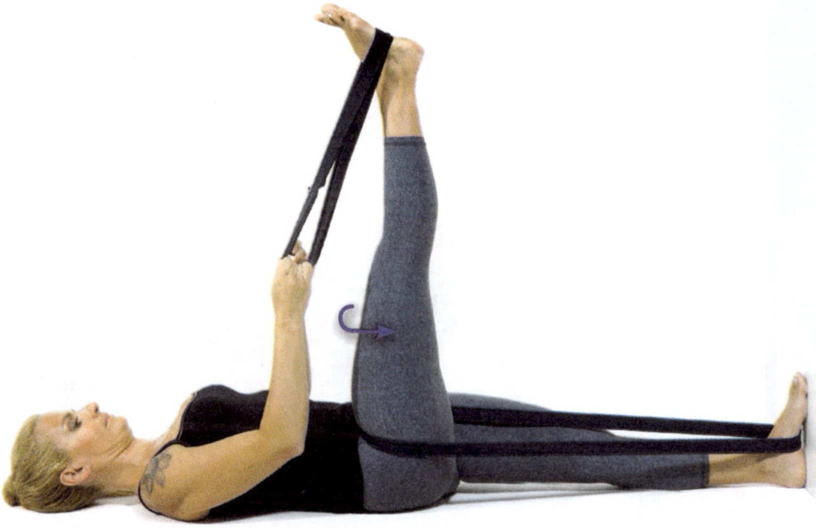

Comece o asana com os dois pés juntos na parede. O segundo passo é esticar bem as pernas e as coxas, uma na horizontal e a outra na vertical (90º), mantendo os dois cintos esticados – o de baixo entre a virilha e o arco do pé e o outro entre as mãos e o arco do pé. Afaste os ombros das orelhas e o queixo levemente para baixo. Permaneça de 1 a 2 minutos em cada perna. Para sair da postura, solte os cintos, deite-se de lado antes de se sentar.

Asana 4 – Supta Padangusthasana Parsva

Supta = deitado
Pada = pé
Angustha = dedão
Parsva = para o lado

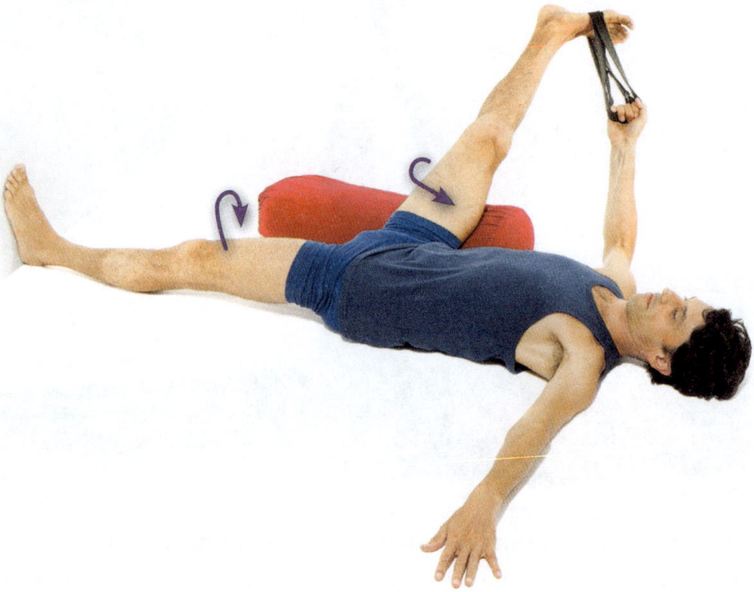

Variação do asana 3 (aprenda na página 133). Apoie o cotovelo no chão, gire a coxa direita (coxa erguida) para fora, mas fique com a linha do lado de fora do pé erguido paralelo ao chão. Apoie a coxa (como na foto) em um almofadão para uma permanência maior, mas mantenha os músculos das coxas (quadríceps) firmes e contraídos. Permaneça de 1 a 2 minutos em cada perna. Para sair da postura, deite-se de lado antes de se sentar.

Asana 5 – Eka Pada Pavanamuktasana

Eka = um
Pavana = gases intestinais, ventos
Mukta = liberar

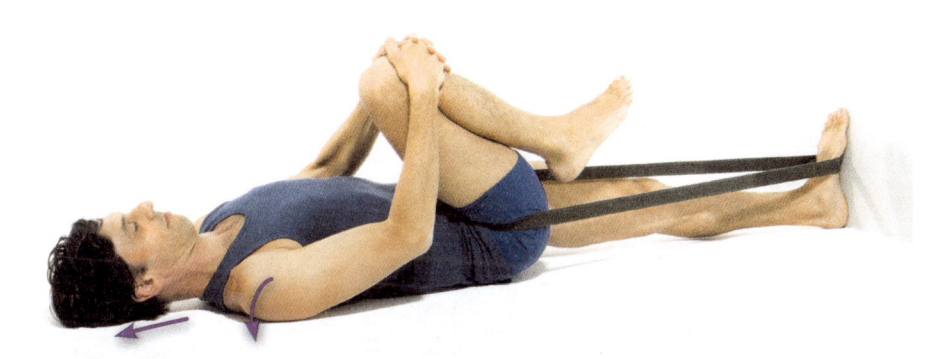

Sentado, coloque um cinto na planta do pé esquerdo (arco do pé). Ao deitar, estique as pernas, juntando os dois pés na parede, dobre a perna direita com o cinto na virilha; e segure o joelho direito com os dedos entrelaçados, sem forçá-lo. Afaste os ombros do pescoço e aproxime-os do chão com o queixo levemente para baixo. Permaneça de 1 a 3 minutos em cada perna. Para sair da postura, solte o cinto e deite-se de lado antes de se sentar.

Asana 6 – Dwi Pada Pavanamuktasana

Dwi = dois
Pada = pé
Pavana = gases intestinais, ventos
Mukta = liberar

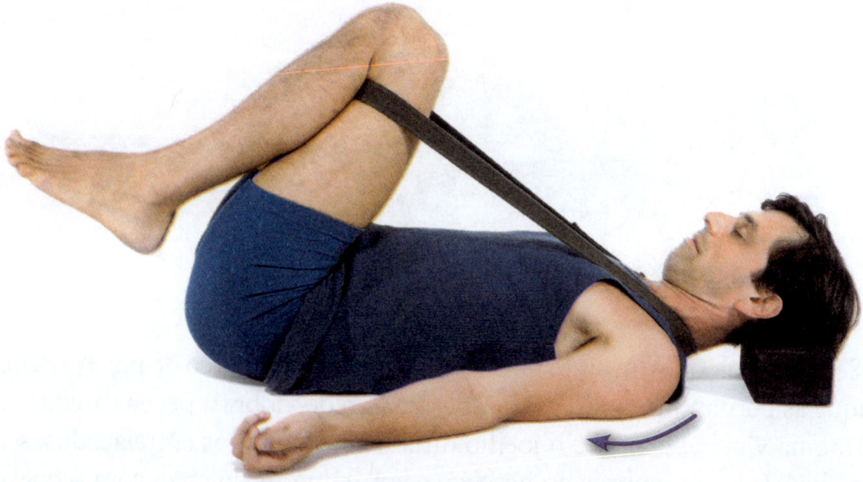

Deitado com a cabeça apoiada (sem apoio do pescoço), de maneira que a testa fique mais alta do que o queixo, passe o cinto por detrás do joelho, e, em seguida, por detrás do pescoço. Mantenha as coxas inclinadas em direção ao peito e o cinto no pescoço bem perto dos ombros. Relaxe com os braços abertos e as palmas para cima. Permanência de 5 a 15 minutos. Para sair da postura, erga a cabeça e tire o cinto. Deite-se de lado, mantenha a cabeça apoiada, estique o máximo as pernas por 1 ou 2 minutos antes de se sentar. E daí, mais 1 minuto antes de ficar de pé.

Asana 7 - Supta Baddhakonasana

Supta = deitado
Baddha = restrito, fixo
Kona = angulo

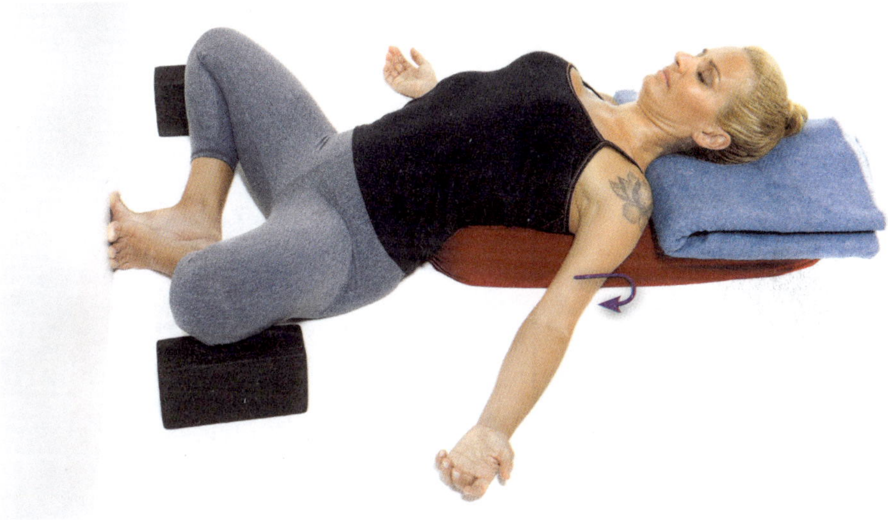

Sentado de frente para a parede, afaste os joelhos lateralmente para unir as plantas dos pés. Observe a posição dos dedões na parede e escolha uma altura confortável de apoio para seus joelhos. Mantenha uma distância de 5 centímetros entre o quadril e o apoio do almofadão e um cobertor sob a cabeça – onde a sua testa fique mais alta do que o queixo. Relaxe os braços e as mãos na direção da parede, com as palmas para cima. Permaneça de 5 a 15 minutos. Para sair da postura, junte os joelhos, deite-se de lado antes de se sentar.

Asana 8 – Jathara Parivartanasana

Jathara = região do estômago, vísceras
Parivartana = torção

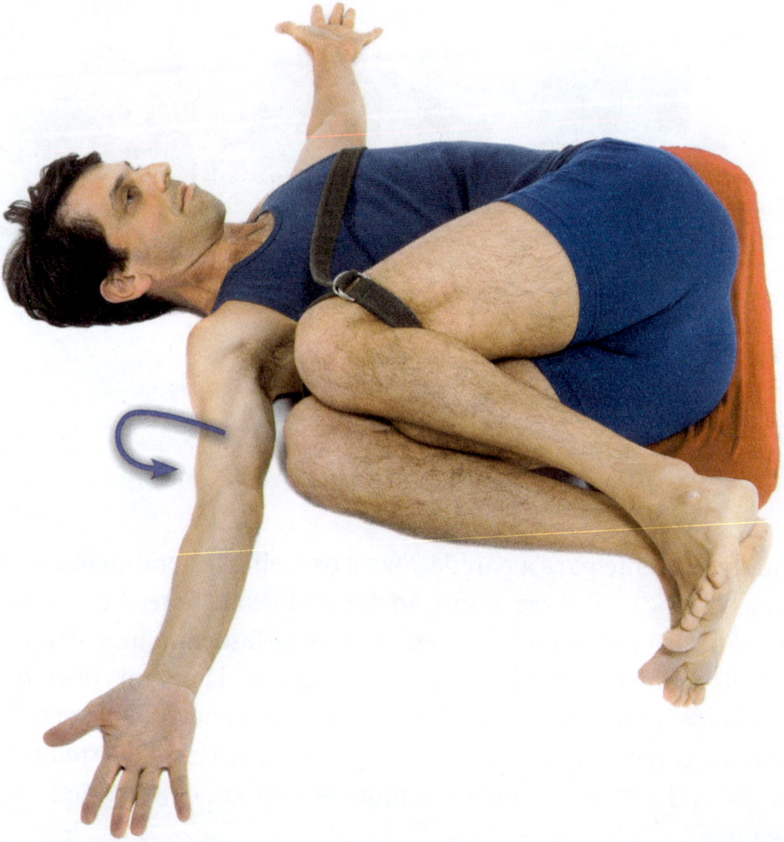

Com um apoio para o quadril, aperte um cinto para juntar os joelhos e mantenha as plantas e dedos dos pés abertos com os calcanhares na direção das nádegas e as coxas do peito. Braços estendidos ao lado dos ombros com as palmas e o rosto voltados para cima. Faça a torção e permaneça de 10 a 90 segundos de cada lado. Para sair da postura, tire o almofadão, deite-se de lado antes de se sentar, sente-se e tire o cinto.

Asana 9 – Adhomukha Virasana

Adho = para baixo
Mukha = rosto
Vira = herói

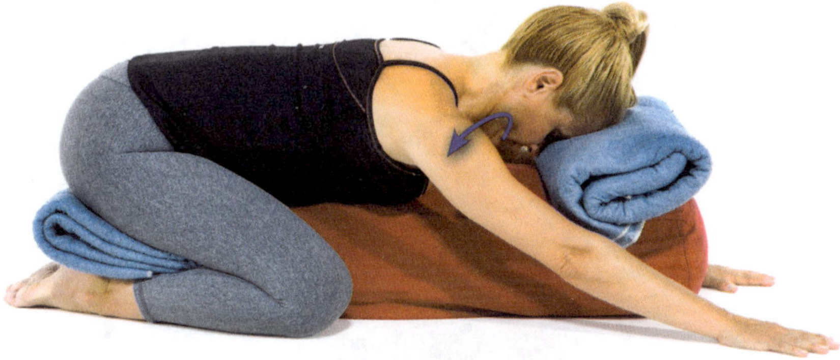

Sente-se nos calcanhares, unindo os dedões e afastando os joelhos até a largura do seu quadril. Inclinando-se à frente, apoie bem o peito em uma almofada grande ou algo similar. Apoie a testa na posição horizontal e alongue os braços, esticando-os à frente, firmando as palmas no chão. Permaneça até 5 minutos. Para sair da postura, traga as mãos para perto dos joelhos e, empurrando o chão, sente-se com as costas curvadas e o queixo no peito.

Asana 10 – Swastikasana

Swastika = auspicioso

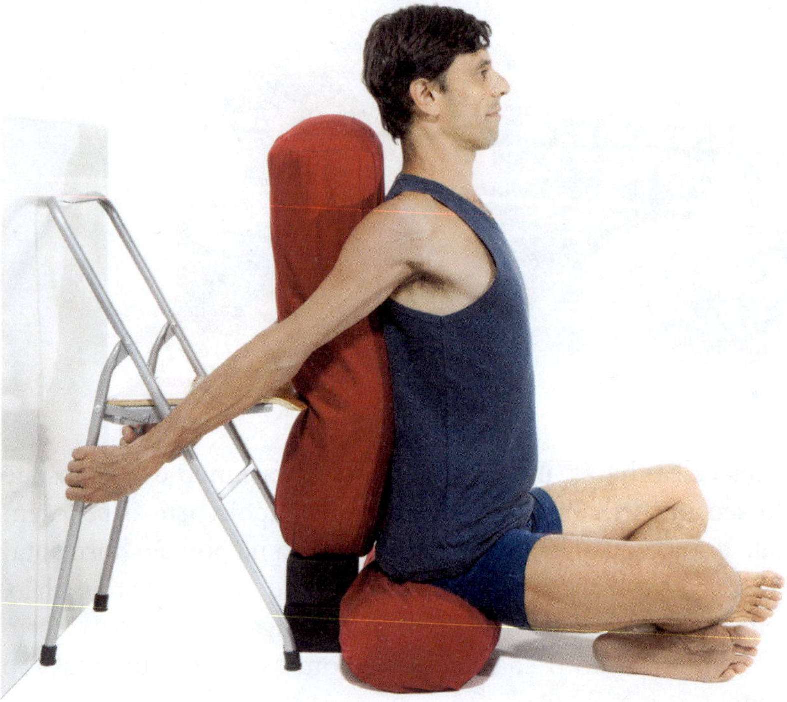

Sentado com as pernas cruzadas à frente, com o pé posicionado debaixo do joelho. Relaxe as coxas e pernas para baixo. Ao segurar as pernas de trás da cadeira, mantenha os ombros para trás e para baixo, afastando-os do pescoço. Erga o centro do peito com o rosto todo voltado para a frente e mantendo o contato das costas (região lombar) com o almofadão. No total, permaneça de 5 a 15 minutos, mudando a posição do cruzamento das pernas. Para sair da postura, solte a cadeira, estique e junte as pernas à frente.

Asana 11 – Janu Sirsanana

Janu = joelho
Sirsa = cabeça

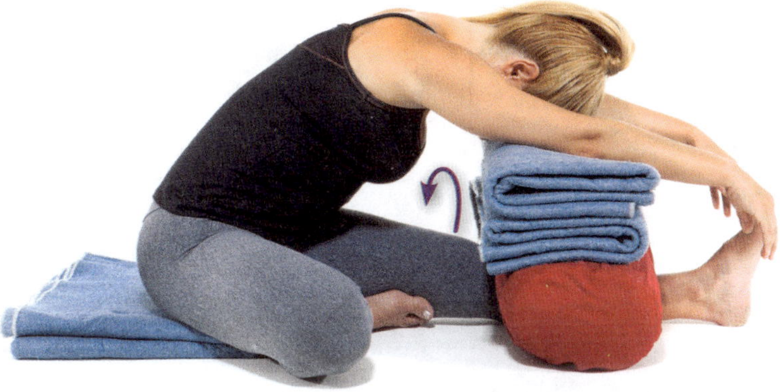

Sente-se com as pernas juntas e esticadas para a frente. Apoie somente o quadril no cobertor. Ao dobrar o joelho direito, traga o calcanhar na direção da coxa direita e mantenha a perna esquerda firme e esticada contra o chão, com o joelho e o dedão do pé virados para cima. Ao apoiar a testa, relaxe o pescoço, os braços e as mãos. Encontre uma altura para o quadril e testa para suas costas ficarem alongadas (como na foto). Permaneça de 1 a 5 minutos com cada perna. Para sair da postura, firme as coxas e as pernas no chão, leve o peito na direção do apoio da cabeça, subindo o tronco na posição vertical, retire os apoios da frente, estique e junte as pernas.

Asana 12 - Paschimottanasana

Pschima = o oeste, parte de trás do corpo
Ut = intenso
Tana = estendido

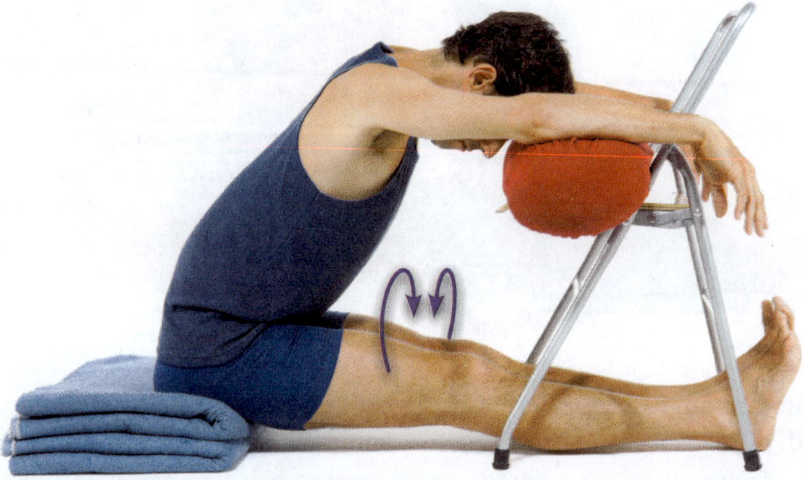

Com os pés e pernas juntos e esticados à frente, mantenha uma altura para o quadril e testa, para que suas costas fiquem alongadas (como na foto). Ao apoiar a testa, relaxe o pescoço e as mãos e continue esticando os braços. Permaneça de 2 a 10 minutos. Para sair da postura, firme as pernas e coxas contra o chão, leve o peito na direção da cadeira, voltando o tronco na posição vertical.

Asana 13 – Viparita Dandasana

Viparita = invertido
Danda = bastão

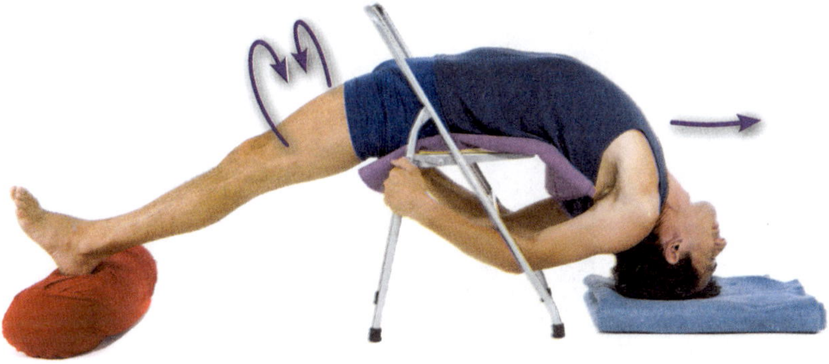

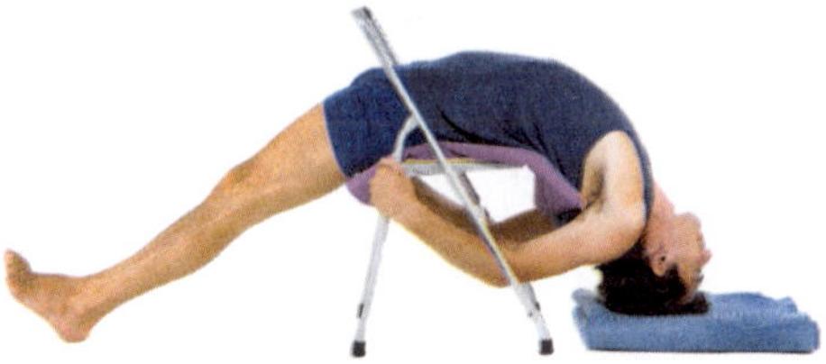

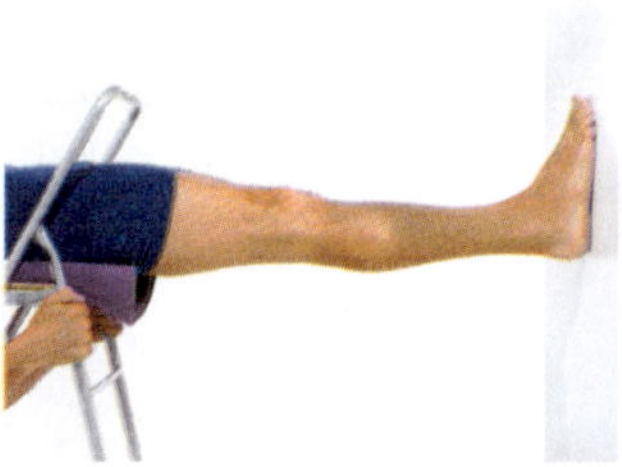

Sente-se para dentro de uma cadeira e, ao inclinar-se para trás, mantenha 2/3 das nádegas para fora da cadeira. Estique as pernas, e estique também ao máximo a parte posterior das coxas com os pés juntos, e encontre a altura ideal para o apoio dos pés (com ou sem almofadão, ou com os pés na parede). Dobrando os cotovelos, puxe a cadeira com as mãos para afastar os ombros do pescoço e abrir o centro do peito. Encontre a sua altura ideal para apoiar o topo da cabeça. Permaneça de 1 a 5 minutos. Para sair da postura, retire os braços de dentro da cadeira e continue segurando-a no mesmo lugar, mas por fora. Dobre os joelhos, e, com os pés firmes no chão, levemente afastados, traga as nádegas para dentro do assento e suba o tronco, mantendo o peito bem para fora. Ao sentar-se, respire livremente e faça várias torções do tronco para os lados sem forçar.

Asana 14 – Tadasana

Tada = montanha

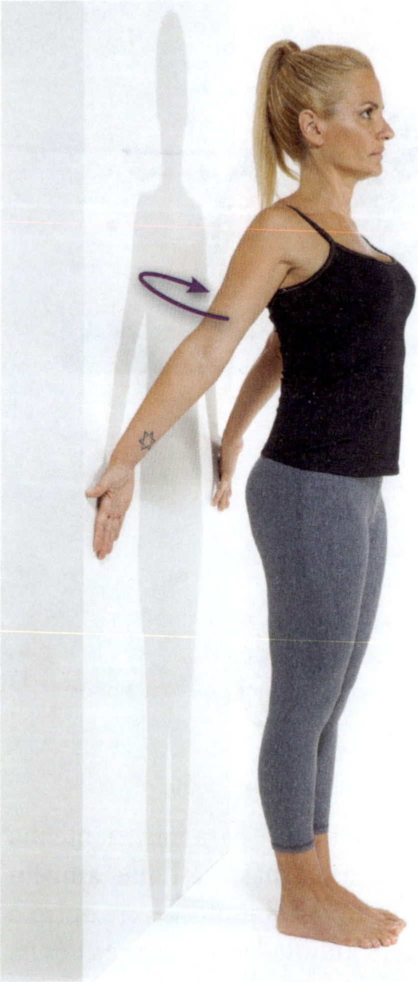

De pé, abra o máximo a planta dos pés, criando espaço entre os artelhos, mas com os dedões e tornozelos juntos. Leve todo o seu peso nos calcanhares, erguendo o centro do peito. Evite afundar para dentro a região lombar das costas. Com as palmas voltadas para a frente, mantenha os ombros afastados do pescoço e o queixo afastado do peito, mas paralelo ao chão (como na foto). Com os músculos das coxas firmes, permaneça de 1 a 5 minutos.

Asana 15 – Adhomukha Svanasana

Adho = para baixo
Mukha = rosto
Svana = cão

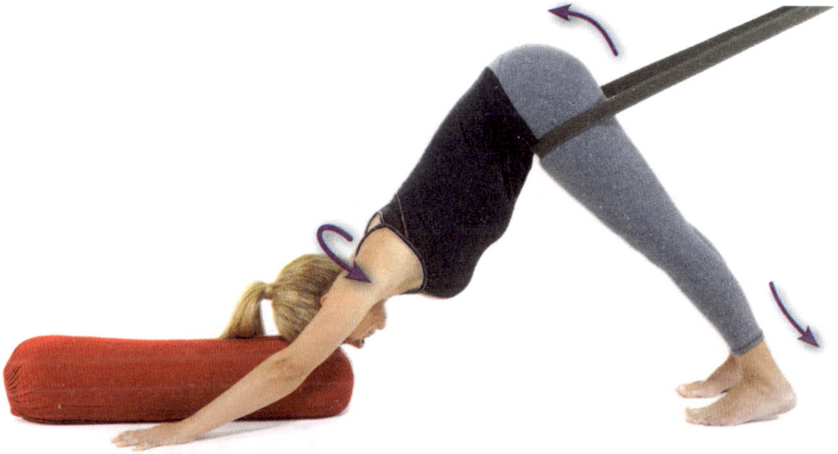

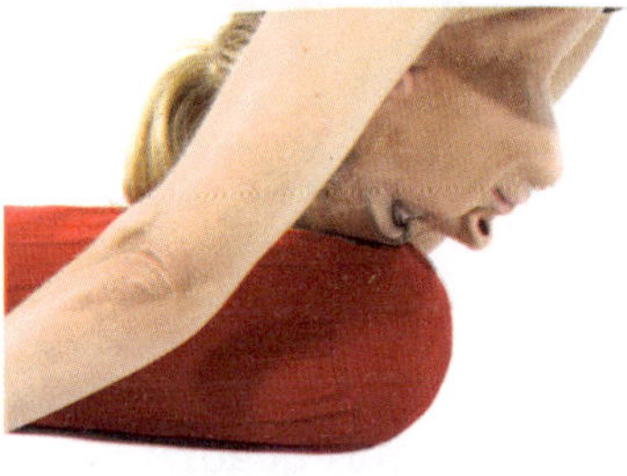

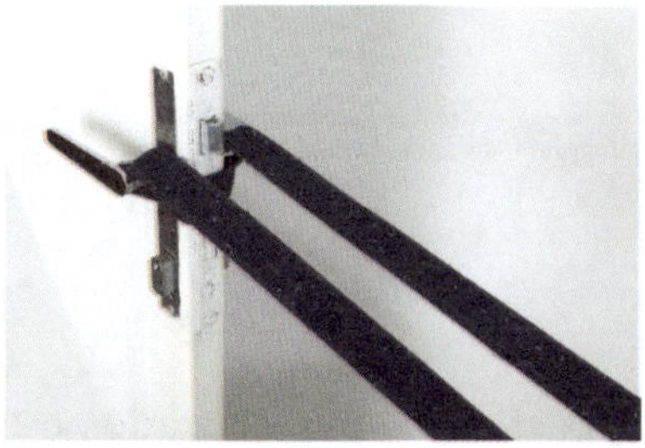

Após colocar o cinto em algo firme (como sugere a foto), vista o cinto nas pernas e posicione-o na altura da virilha.

Leve as mãos no chão à frente e os pés para trás, formando um triângulo entre o corpo e o chão. Mantenha afastadas as mãos na largura do seu ombro e os pés na largura do seu quadril. Permaneça com os braços e as pernas esticados e o pescoço relaxado, com a testa apoiada na posição horizontal. A distância entre os pés e as mãos deve produzir intenso alongamento na parte posterior das pernas e coxas. Mantenha os ombros em giro de maneira que eles e os braços se afastem do pescoço. Leve o esterno no centro do peito para a frente e para baixo. Permanência de 1 a 3 minutos. Para sair da postura, dobre os joelhos, caminhando para a frente, e volte à posição de pé. Em seguida, sente-se, levando as nádegas nos calcanhares e apoie a testa no chão (ou nas mãos) e relaxe os braços à frente.

Asana 16 – Ardha Uttanasana

Ardha = metade
Ut = intenso
Tana = estendido

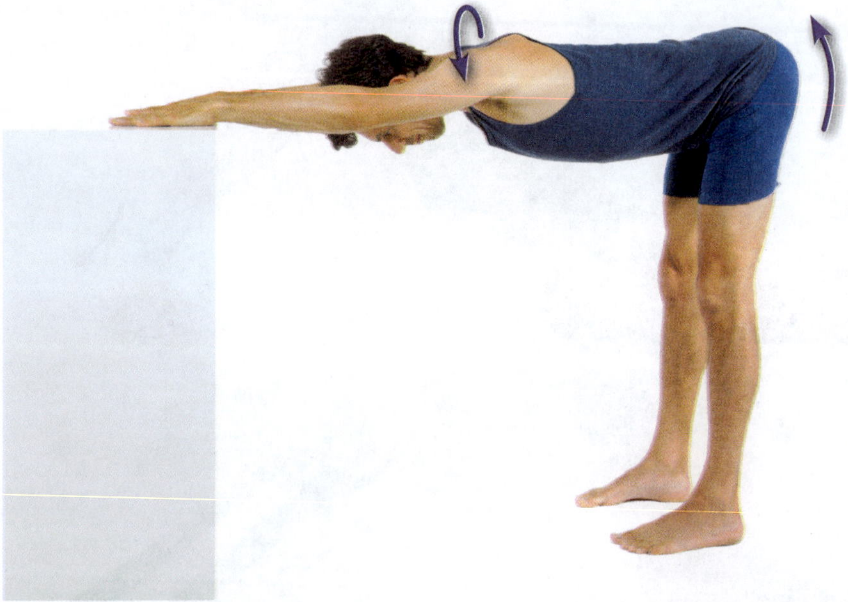

A partir dos pés afastados e paralelos na largura do quadril, coloque os artelhos bem separados e o peso maior em cima da bola dos pés (parte anterior da planta do pé). Fique com a coxas e os joelhos firmes. Com os braços afastados na largura dos ombros, firme as mãos abertas em uma mesa ou móvel da altura aproximada do seu quadril. Permaneça de 1 a 5 minutos com os braços esticados e os ombros em giro (conforme a indicação na foto). Para sair da postura, coloque as mãos na cintura com os cotovelos para cima, projete o peito para a frente ao máximo e suba lentamente, mantendo firmes as pernas e coxas.

Asana 17 – Uttanasana

Ut = intenso
Tana = estendido

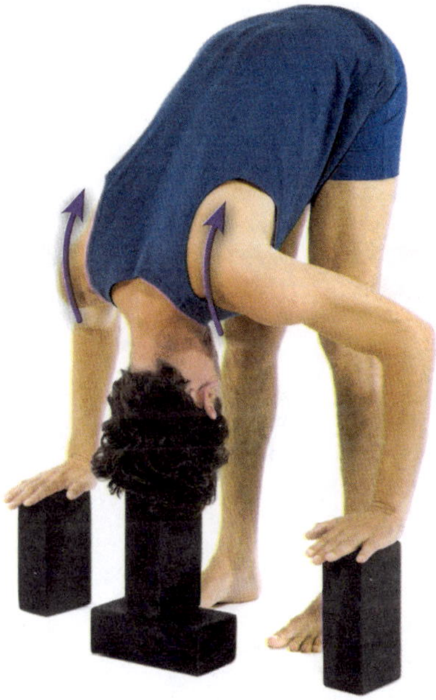

A partir dos pés afastados e paralelos na largura do quadril, coloque os artelhos bem separados e o peso maior em cima da bola dos pés (parte anterior da planta do pé). Fique com as coxas e joelhos firmes.

Movimente os cotovelos afastados para os lados. Firme as mãos abertas contra os blocos, ajudando a erguer os ombros e afastando-os do pescoço. Apoie o topo da cabeça. Coloque os artelhos dos pés bem afastados, os joelhos e coxas firmes e esticados. Permaneça de 1 a 5 minutos com os braços esticados e os ombros em giro (conforme a indicação na foto). Para sair da postura, coloque as mãos na cintura com os cotovelos para cima, projete o peito à frente e suba lentamente, mantendo firmes as pernas e coxas.

Asana 18 – Prasarita Padotanasana

Prasarita = expandido
Pada = pé
Ut = intenso
Tana = estendido

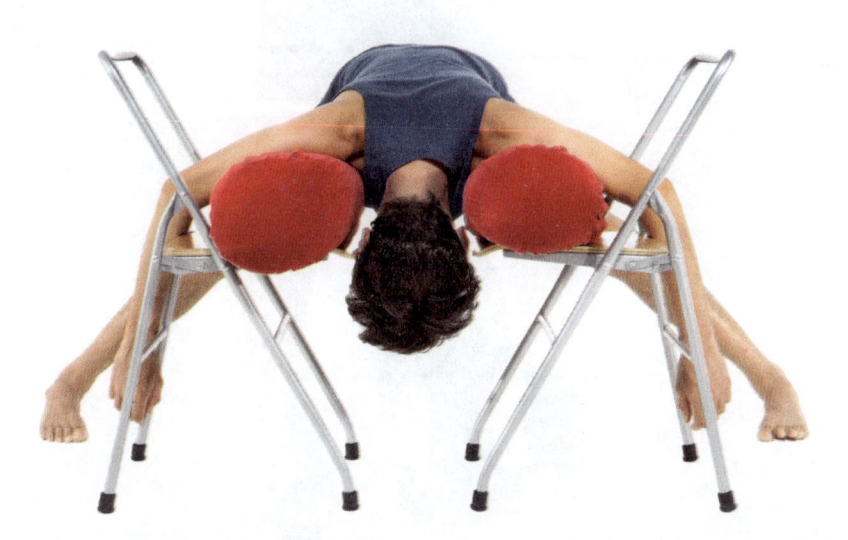

Afaste os pés (como na foto) e mantenha-os paralelos. Coloque o peso maior em cima da bola dos pés (parte anterior da planta do pé). Fique com as coxas e joelhos firmes e esticados.

Encontre uma altura ideal para apoiar seus ombros, para que as pernas continuem esticadas. Com os ombros bem apoiados, relaxe totalmente os braços, mãos e o pescoço até sentir a cabeça livre e pendurada. Permaneça de 2 a 10 minutos. Para sair da postura, apoie as palmas das mãos na cadeira e levante o tronco lentamente, com o queixo no peito e mantendo firmes as pernas e coxas.

Asana 19 – Ulthita Trikonasana

Ulthita = esticado
Tri = três
Kona = angulo

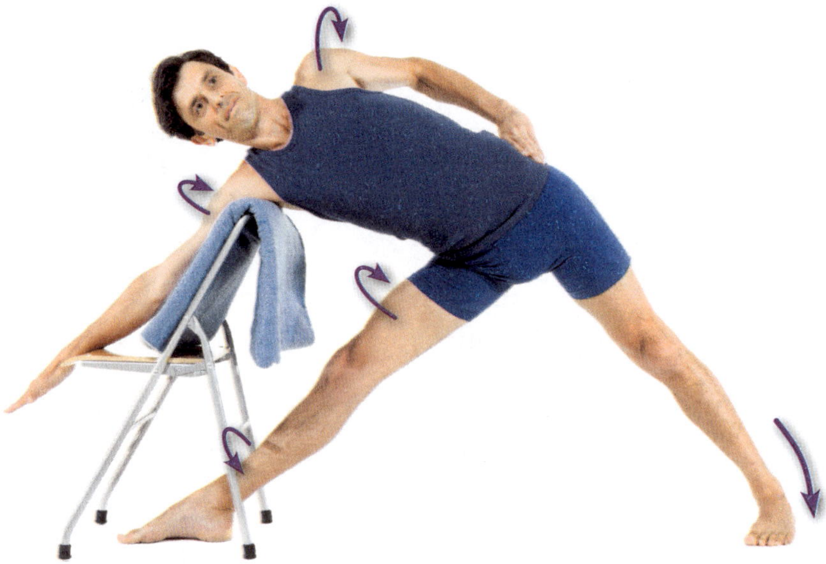

Baseie-se na foto para perceber a melhor distância entre os pés, ou afaste-os até mais de um metro de distância. É importante observar que o pé esquerdo está ligeiramente voltado para dentro, e o calcanhar direito forma uma linha reta com o meio do pé esquerdo.

Mantendo a planta dos pés bem espalhadas no chão, firme as pernas e as coxas e gire a coxa direita (conforme a indicação da foto). Em seguida, apoie a região da axila na cadeira. Observe na foto a posição do ombro esquerdo para trás e bem afastado do pescoço. Permaneça de 1 a 2 minutos para cada lado. Para sair da postura, aperte os pés contra o chão, afaste a axila da cadeira, estique este braço e volte lentamente para a posição vertical, mantendo sempre as coxas firmes.

Asana 20 – Utthita Parsvakonasana

Utthita = esticado
Parsva = para o lado
Kona = ângulo

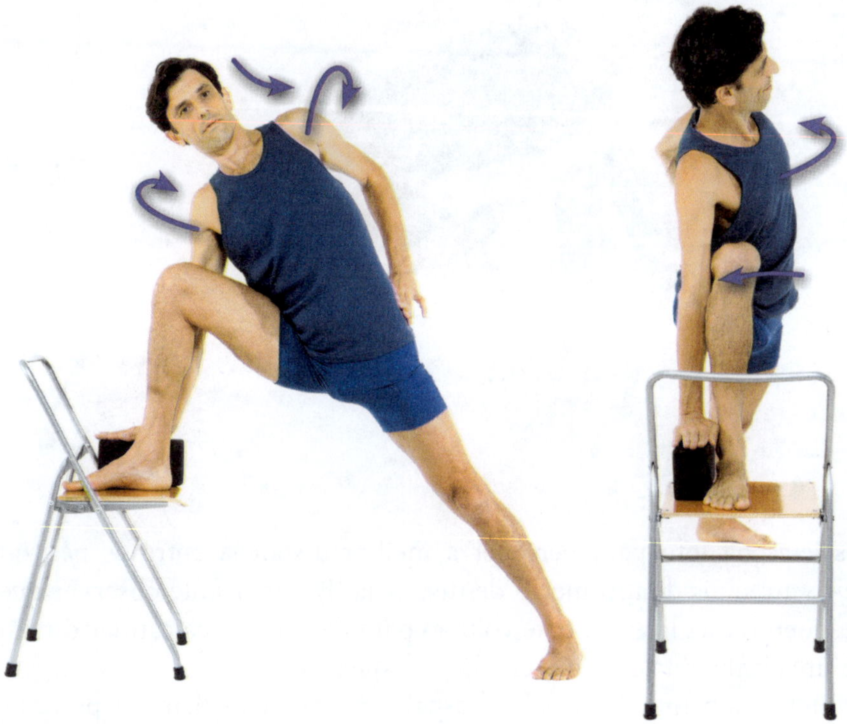

Baseie-se na foto para perceber a melhor distância entre os pés. Importante manter a canela da perna direita quase vertical, e a perna direita bem esticada. Empurre o calcanhar esquerdo contra o chão para firmar-se na postura. Permaneça de 1 a 2 minutos para cada lado. Para sair da postura, coloque as mãos na cintura, voltando o tronco para a posição vertical. Em seguida, junte as pernas.

Durante a permanência, toque a perna direita contra o braço e erga o peito para cima em um giro do tronco, levando o ombro esquerdo para trás.

Asana 21 – Viparita Karani

Viparita = invertido
Karani = fazendo

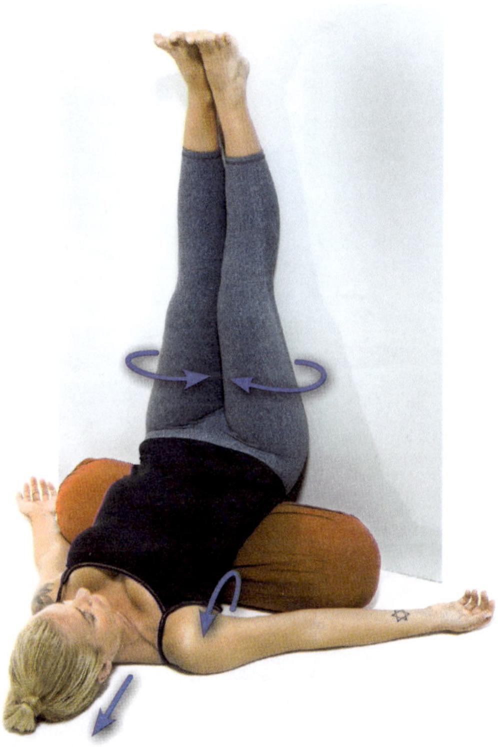

Coloque o almofadão afastado uns 10 centímetros da parede. Deite-se de lado com os joelhos dobrados, apoiando o lado direito do quadril no almofadão. Gire o corpo e erga as pernas, mantendo-as, além das nádegas, tocando a parede (conforme a foto). Abra os braços com as palmas das mãos para cima, afastando os ombros do pescoço. Incline levemente o queixo para baixo e relaxe. Permaneça na postura de 5 a 15 minutos. Para sair da postura, faça movimentos lentos e deite-se para o lado direito no chão e fique de 1 a 2 minutos e, em seguida, fique sentado de 1 a 2 minutos.

Asana 22 – Salamba Sarvangasana

Salamba = apoiado
Sarvanga = todos os membros, partes

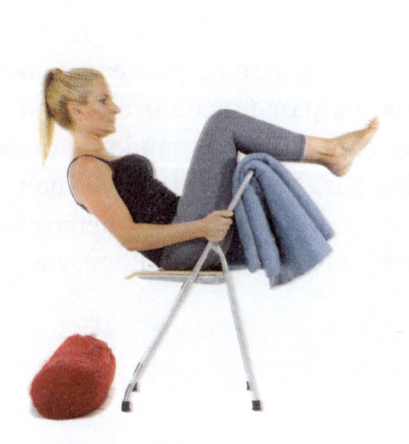

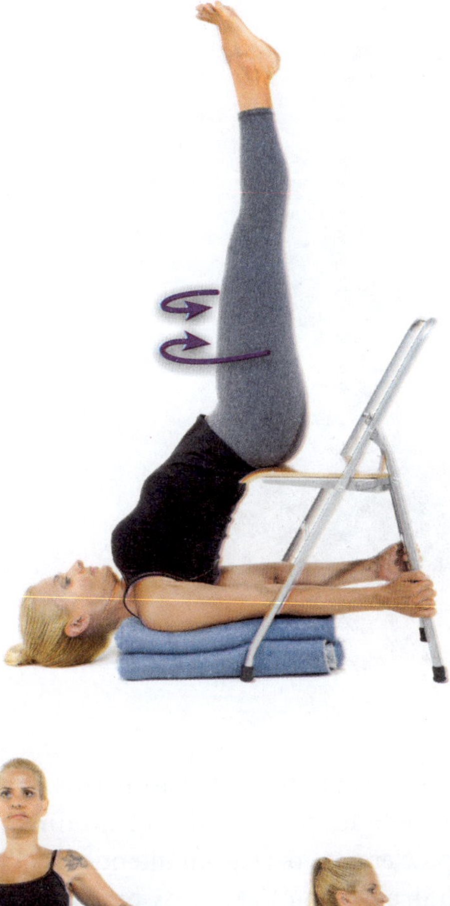

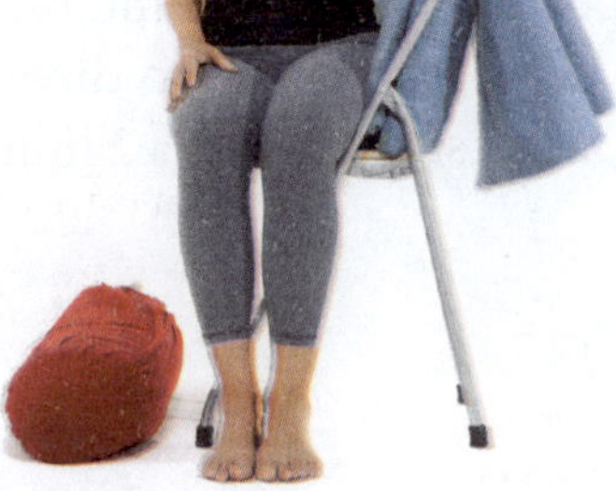

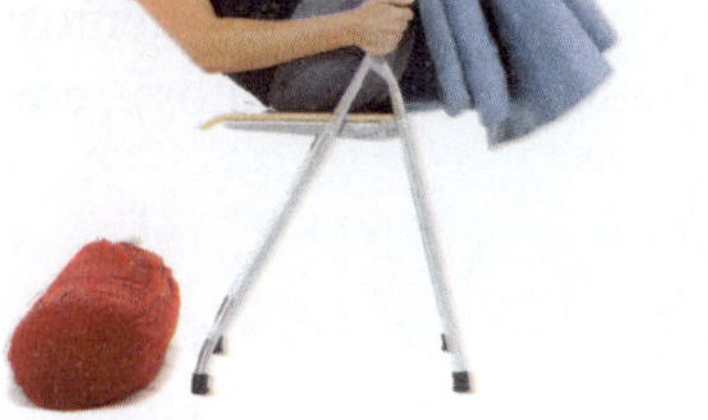

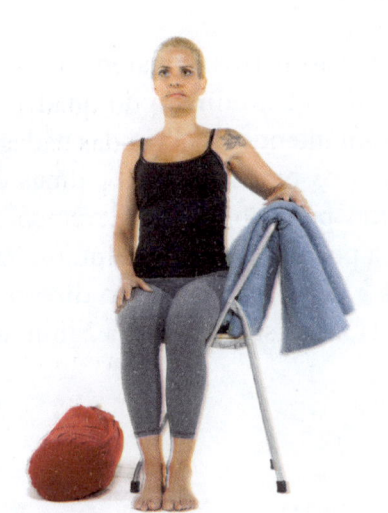

Observe as fotos da página anterior para entrar na postura.

Sente-se na cadeira de lado e gire o quadril até colocar as pernas penduradas. Ao inclinar o corpo para trás, traga estabilidade, segurando a cadeira por trás e com as mãos para baixo e vá descendo até que seus ombros alcancem o apoio dos cobertores ou do almofadão. Enquanto descer, mantenha o quadril mais para dentro do assento e vá deslizando-o um pouquinho para trás até que os ombros alcancem o apoio no chão (do cobertor ou do almofadão). Uma vez na postura, segure firme com as mãos, puxando os ombros para dentro do apoio para abrir o peito para fora. Coloque uma parte do pescoço apoiada.

Estique bem as pernas na posição vertical depois que seus braços já estiverem dentro da cadeira (veja a foto) e gire as coxas para dentro. Evite olhar para os lados, girando o pescoço, fique com o rosto para cima. Permanência de 5 a 15 minutos. Para sair da postura, dobre os joelhos juntos e apoie os pés no encosto, ou no assento da cadeira. Com as mãos soltas, escorregue seu quadril lentamente até o apoio do cobertor. Fique alguns minutos com as panturrilhas apoiadas no assento da cadeira. Deite-se de lado e apoie a cabeça por 1 ou 2 minutos antes de sentar. Em seguida, sente-se e fique mais 1 a 2 minutos antes de ficar de pé.

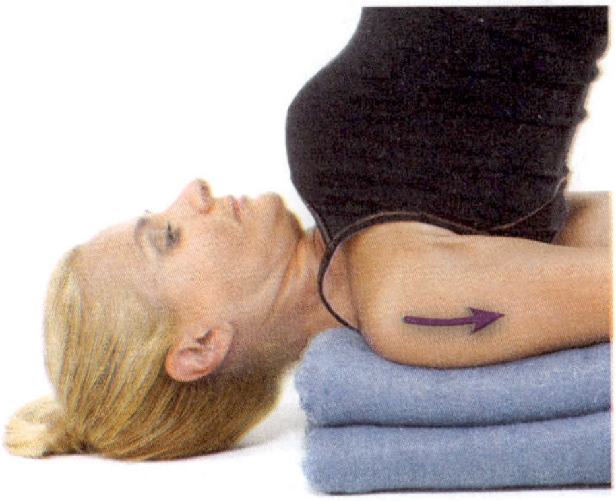

Observe que uma parte do pescoço está apoiada no cobertor.

Asana 23 – Ardha Halasana

Ardha = metade
Hala = arado

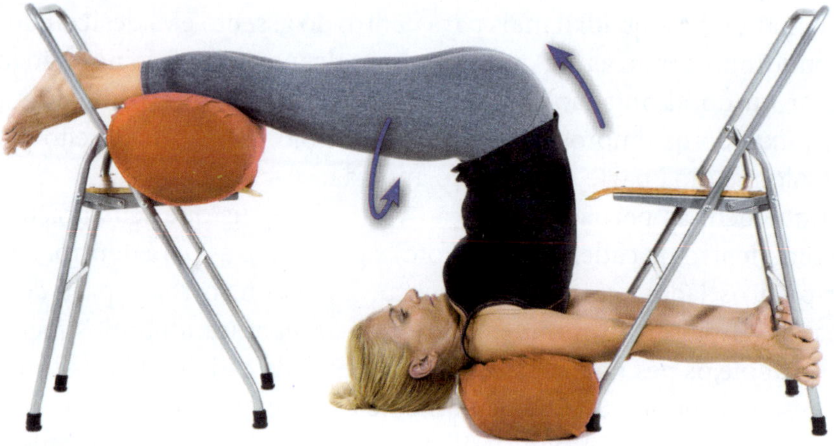

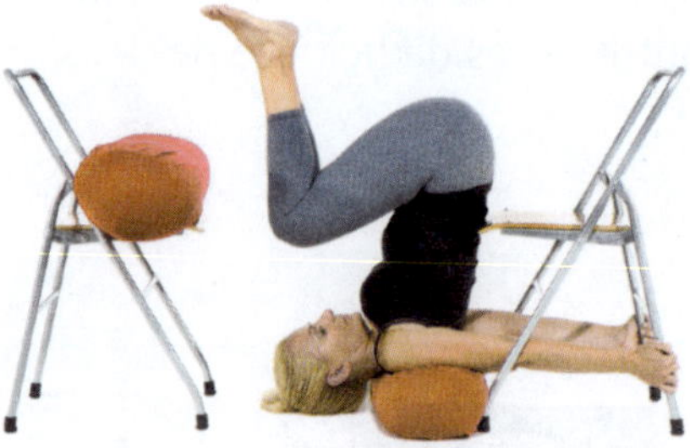

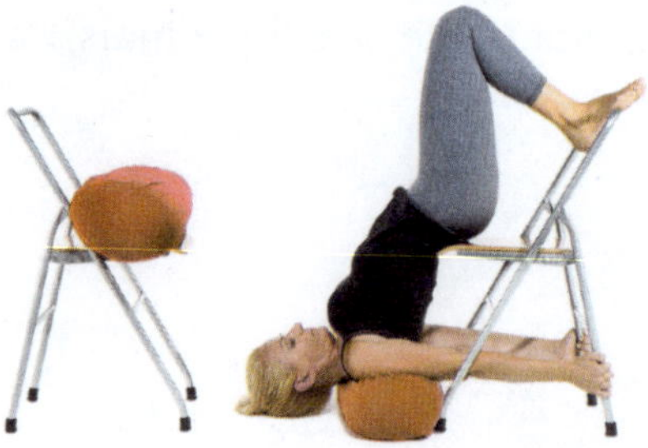

A partir das instruções e fotos que você encontra na postura 22 (aprenda na página 152), dobre as pernas até apoiar os pés juntos no encosto da cadeira. Comece um movimento dos pés para trás, mantendo as mãos firmes, segurando a cadeira (conforme a foto). Continue até alcançar o apoio para as canelas ou tornozelos. Uma vez com o apoio, estique bem as pernas e mantenha-as assim. Permanência de 5 a 15 minutos. Para sair da postura, dobre os joelhos, trazendo um pé de cada vez no assento ou encosto da cadeira em que estiver segurando com as mãos. Apoie o quadril, libere as mãos e escorregue o quadril lentamente em direção ao almofadão. Fique alguns minutos com as panturrilhas apoiadas no assento da cadeira. Deite-se de lado e apoie a cabeça por 1 ou 2 minutos antes de se sentar. Em seguida, sente-se e fique mais 1 a 2 minutos antes de ficar de pé.

Asana 24 - Karnapidasana

Karna = orelha
Pida = pressão

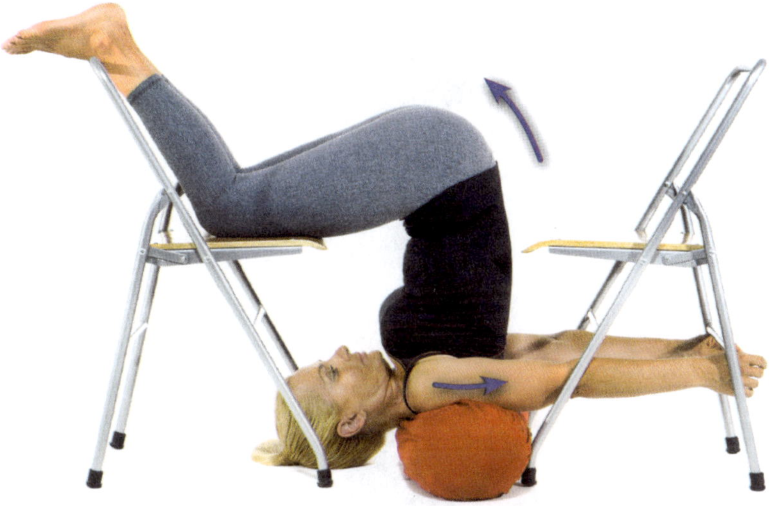

A partir das instruções e fotos que você encontra nas posturas 22 e 23 (aprenda nas páginas 152 e 154), antes de entrar na postura, aproxime mais uma cadeira da outra. Observe na foto uma leve inclinação das costas e do quadril, e permaneça com os pés e joelhos juntos. Se for necessário para o seu corpo e tamanho, aumente a altura do apoio dos joelhos e/ou dos pés. Permanência de 3 a 10 minutos. Para sair da postura, traga um pé de cada vez no assento ou encosto da cadeira em que estiver segurando com as mãos. Apoie o quadril, libere as mãos e escorregue o quadril lentamente em direção ao almofadão. Fique alguns minutos com as panturrilhas apoiadas no assento da cadeira. Deite-se de lado e apoie a cabeça por 1 ou 2 minutos antes de se sentar. Em seguida, sente-se e fique mais 1 a 2 minutos antes de ficar de pé.

Asana 25 – Urdva Prasarita Padasana

Urdva = para cima
Prasarita = expandido
Pada = pé

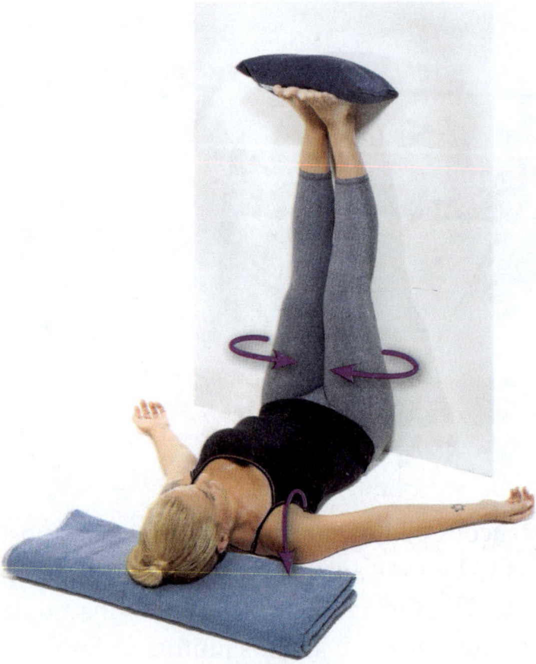

Deite-se de lado com os joelhos dobrados, apoiando o lado direito do quadril no chão e o quadril bem perto da parede. Gire o corpo, erga as pernas, mantendo-as, além das duas nádegas, tocando a parede (conforme a foto). Em seguida, dobre os joelhos para colocar o peso sobre os pés e volte a esticar as pernas. Puxe um cobertor para baixo da cabeça e do pescoço, mantendo o rosto para cima. Estique os braços na direção da parede com as palmas das mãos para cima, afastando os ombros do pescoço e relaxe. Incline levemente o queixo para baixo e relaxe. Permaneça na postura de 5 a 15 minutos. Para sair da postura, dobre os joelhos e retire o peso dos pés, deite-se para o lado direito e mantenha o apoio da cabeça por 1 ou 2 minutos. Em seguida, sente-se e fique mais 1 a 2 minutos antes de ficar de pé.

Asana 26 – Chatuspadasana

Chatus = quatro
Pada = pé, apoio

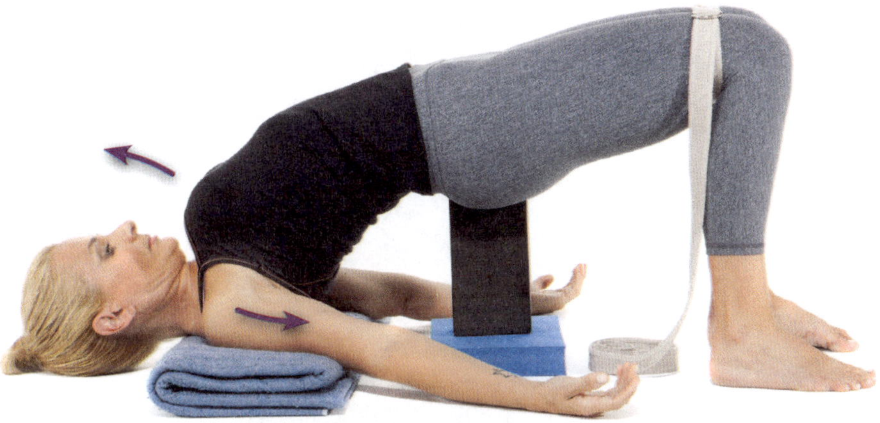

Coloque um cinto nas coxas bem próximo do joelho. Deite-se com os ombros e parte do pescoço apoiado no cobertor e a cabeça apoiada no chão. Dobre as pernas, trazendo os pés bem perto do quadril. Levante ao máximo o quadril e leve o bloco bem no meio das nádegas, abaixo do osso sacro. Mantenha o cinto esticado. Permanência de 1 a 5 minutos. Para sair da postura, firme o cinto e levante o quadril bem alto várias vezes, até sentir esticar a parte da frente das coxas. Retire os blocos e desça as nádegas na direção dos calcanhares. Deite-se de lado, solte o cinto, apoie a cabeça e traga os joelhos dobrados na direção do peito.

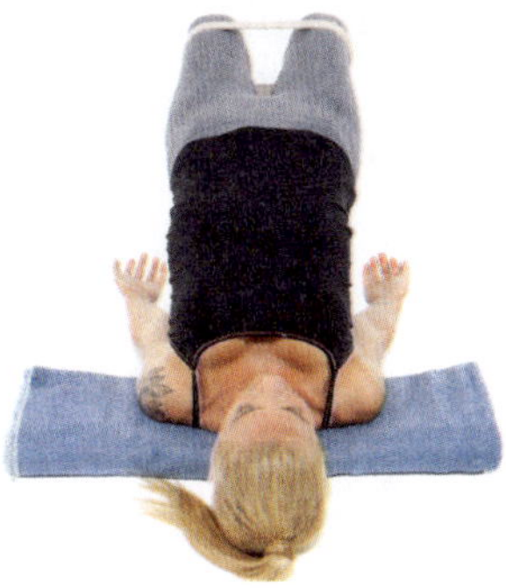

Observe a distância dos joelhos e as coxas paralelas, bem como a posição dos ombros afastados do pescoço, e este apoiado no cobertor.

Asana 27 - Bharadvajasana

Bharadvaja = sábio do hinduísmo

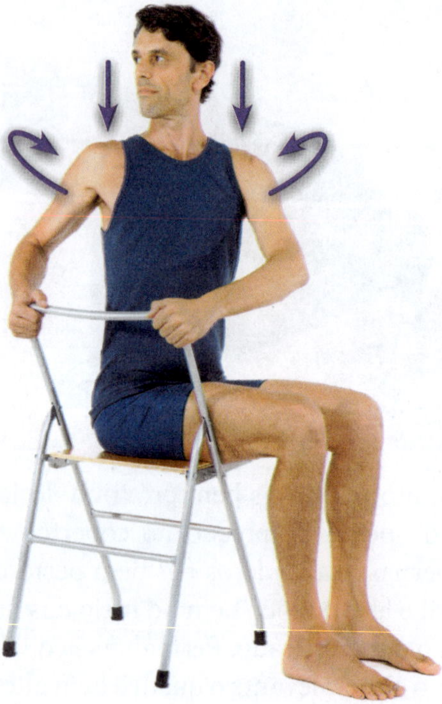

Esta postura feita em uma cadeira facilita o movimento de torção da coluna. Coloque os pés em posição paralela e afastados na largura do seu quadril. Afaste bem as mãos e mantenha os ombros afastados do pescoço e o centro do peito (esterno) para cima. Concentre-se em torcer o tórax e evite girar o pescoço. Permanência de 1 a 2 minutos de cada lado.

Asana 28 – Vajrasana

Vajra = diamante

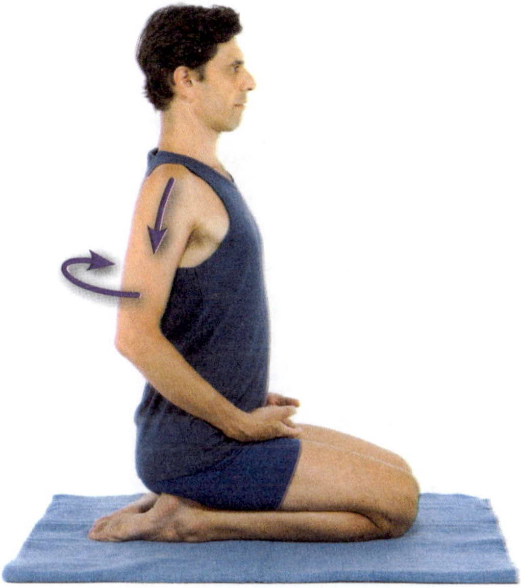

Sente-se com os pés, calcanhares e joelhos juntos. Apoie as mãos junto das virilhas com as palmas para cima e relaxe-as. Cotovelos na direção da cintura e ombros para baixo. Erga o centro do peito (esterno) e mantenha o rosto voltado para a frente. Permanência de 1 a 3 minutos.

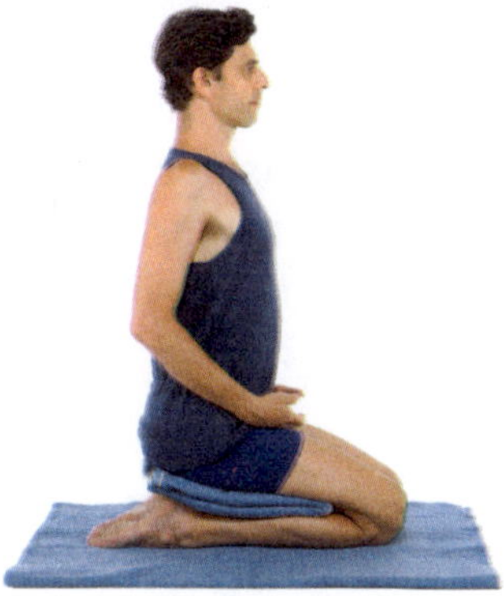

Caso você sinta desconforto ou pressão nos joelhos, coloque um cobertor entre as coxas e as pernas, e ajuste a posição (altura) dele para você.

Asana 29 – Upavistha Konasana

Upavishta = sentado
kona = ângulo

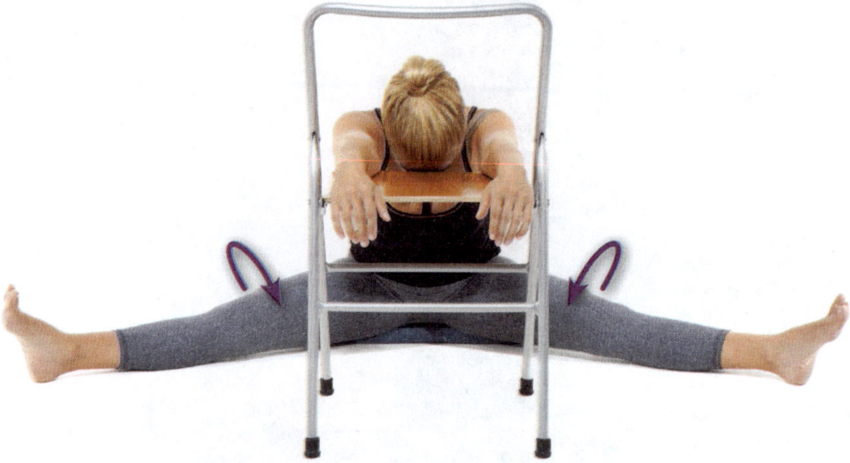

Ao sentar-se, afaste as pernas ao máximo, utilizando um cobertor ou mais, se for necessário para buscar maior alongamento posterior nas costas e maior abertura no peito. Durante a postura, firmando as coxas e pernas na direção do chão, fique com os joelhos e dedões dos pés virados para cima. Afaste o máximo a cadeira do tronco para ter boa inclinação. Ao apoiar a testa, relaxe bem o pescoço e estique os braços, relaxando as mãos. Permanência de 2 a 5 minutos de cada lado. Para sair da postura, firme as pernas e coxas para baixo, apoie as mãos no chão e alongue o peito na direção da cadeira, e volte o tronco na posição vertical. Dobre lentamente os joelhos antes de se levantar.

Asana 30 – Marichyasana

Marichy = sábio, filho de Brahma, o Criador

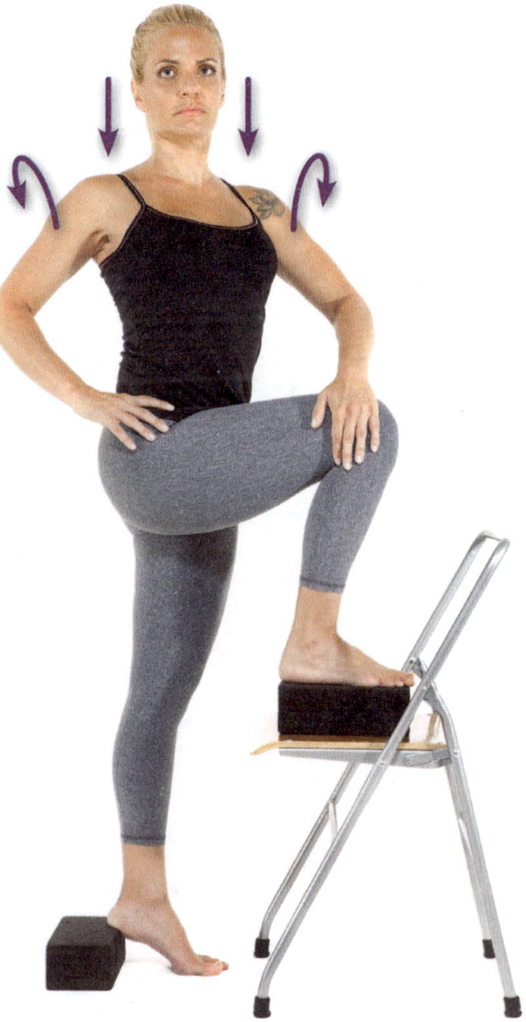

De pé, junte as pernas e coloque só o calcanhar esquerdo em um bloco e o pé direito para cima com o joelho bem flexionado. Mantenha os músculos da perna e da coxa esquerda bem firmes. Evite ao máximo girar o quadril para uma maior torção da coluna. Faça torção no tórax e evite girar o pescoço. Permanência de 1 a 3 minutos de cada lado.

Asana 31 – Urdva Hastasana

Urdva = para cima
Hasta = mãos

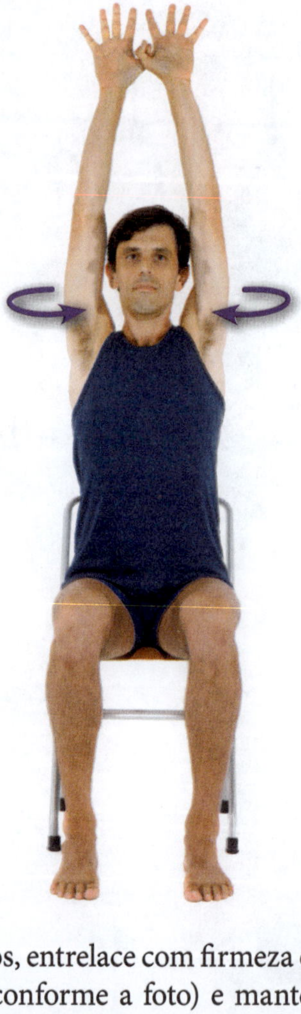

Antes de erguer os braços, entrelace com firmeza os polegares. Ao erguer, gire os ombros e braços (conforme a foto) e mantenha os cotovelos para cima. Sinta a pele das costas esticadas pela ação dos braços. Cuide para não projetar o estômago para a frente e alongue a coluna para cima. Faça duas vezes, trocando a posição dos polegares. Permanência de 1 a 2 minutos de cada vez. Ao terminar, coloque as mãos relaxadas sobre as coxas com as palmas para cima, cotovelos na direção da cintura, gire os ombros para trás e para baixo, para relaxá-los.

CONCLUSÃO – MEDITAÇÃO

Se você chegou até aqui e praticou algumas das séries propostas, então já experimentou meditação!

No meu caminho, percebi que estar atento ao corpo físico é uma forma de limpar os ruídos e distrações da mente, e isso é meditação.

A meditação é algo intrínseco ao yoga. Ela não pertence a ninguém, e costumo lembrar que é um bem para toda a humanidade. É um estado interior sentido a partir de uma frequência de ondas cerebrais. Nosso organismo faz 100% de uso e bom proveito desse estado de ondas cerebrais, pois ele é muito saudável – por exemplo, é altamente indicado para um hipertenso.

A prática regular da meditação nos ensina a sair de um estado de tensão para um estado de relaxamento em prazos cada vez menores – algo que está diretamente relacionado ao ritmo respiratório. A prática regular dos yogasanas – posturas – ajuda a prática da meditação e vice-versa.

Tudo que você aprendeu em sua vida tornou-se uma habilidade com treino – e, com a meditação, não é diferente.

Há muitas técnicas para meditar, mas uma das mais antigas e poderosas encontradas em várias tradições é o ato de observar a sua própria respiração.

Quando você treina essa técnica e a traz para o seu cotidiano, mesmo que sua mente esteja sob estresse, acelerada e agitada, você consegue relaxar o corpo e o cérebro em poucos minutos.

A única diferença entre o ato de não meditar e o de meditar está entre pensar e observar. Quando você está observando e sentindo a respiração, mesmo que isso ocorra por alguns segundos, esses segundos foram de meditação. Com o treino, esses segundos se estendem a minutos e com eles vem uma sensação de alívio, calma e prazer.

Pensar pode levar você a muitos lugares, mas sentir e observar mantém você aqui mesmo. A mente pensa e a consciência observa. Estar consciente do seu corpo ou da respiração é ação, que é diferente de pensar. Quando estou pensando, posso estar na dúvida se continuo ou não, se faço ou não faço. Quando estou consciente, estou na ação e não há dúvida.

Dentro de cada ser humano há uma quantidade desconhecida e infinita de paz e satisfação, e, através da meditação, a consciência nos leva para conhecer o desconhecido.

Se você ainda não pratica meditação regularmente, pode começar hoje mesmo. É importante escolher uma posição estável para as suas costas e seu corpo como um todo. Você pode começar com a postura sentada que neste livro chama-se *swastikasana* (asana 10) e está na página 140. Nessa variação, a situação da sua coluna vertebral e, consequentemente, do seu diafragma vai manter seu cérebro relaxado, mas alerta. Para meditar, fique de 1 a 2 minutos como na foto e depois continue com as mãos relaxadas sobre as coxas. Outra posição para um iniciante é a deitada, e você pode basear-se no *savasana* (asana 1), que está na página 131. A vantagem é que seu corpo deitado já relaxa com mais facilidade – e, com ele, sua respiração. Mas a desvantagem é que, deitado, dorme-se com mais facilidade, e, se você dormir, perderá o estado relaxado e alerta que a consciência da respiração proporciona. Escolha o que for melhor para você e comece com sessões de 5 a 10 minutos e vá crescendo até 60 minutos.

Para concluir, criei uma imagem para você observar a respiração:

> *Imagine-se em um caminho, em uma floresta. Como é um local desconhecido, você precisa de um guia.*
>
> *O movimento da respiração é esse guia.*
>
> *Quando segue um guia em um caminho, você não quer perdê-lo de vista. Por isso, você não caminha mais rápido que ele nem tão devagar que não possa acompanhá-lo.*
>
> *Observe e acompanhe com a sua consciência esse guia sem perdê-lo de vista.*

Os yogues me ensinaram que, além da saúde e do bem-estar, tudo que procuramos fora, no mundo, temos dentro de nós em total abundância. Toda a alegria, satisfação, amor e riqueza nós encontramos na fonte interna, pois essa é a verdadeira natureza humana.

Yoga e meditação são caminhos seguros para conhecermos nossa natureza interior.

BIBLIOGRAFIA

Livros em língua portuguesa

CHIDVILASANANDA, Swami. *Meu senhor ama um coração puro.* São Paulo: Siddha Yoga Dham Brasil.

IYENGAR, B.K.S. *A árvore do Ioga.* São Paulo: Globo, 2009.

MUKTANANDA, Swami. *Medite.* São Paulo: Pensamento, 1997.

ORNISH, Dean. *Amor & sobrevivência* – a base científica para o poder curativo da intimidade. Rio de Janeiro: Rocco, 1998.

SUZUKI, Shunryu. *Mente zen, mente de principiante.* São Paulo: Palas Athenas, 1999.

SPARROWE, Linda; WALDEN, Patricia. *Yoga para a saúde do ciclo menstrual.* São Paulo: Pensamento, 2006.

______. *O livro de yoga e saúde para a mulher.* São Paulo: Pensamento, 2003.

TAVARES, Neila. *Histórias maravilhosas para ler e pensar.* Rio de Janeiro: Nova Era, 2002.

TOLLE, Eckhart. *Um novo mundo – o despertar de uma nova consciência.* Rio de Janeiro: Sextante, 2007.

Livros em língua estrangeira

BENSON, Herbert; KLIPPER, Miriam. *The relaxation response.* New York: Berkeley Books.

BENSON, Herbert; STUART, Eileen M. *The wellness book.* New York: Simon & Schuster/Fireside.

DURGANANDA, Swami. *The heart of meditation.* Published by the SYDA Foundation.

ELIADE, Mircea. *Patanjali y el yoga*. Barcelona: Paidós Orientalia, 1996.
FRANCINA, Suza. *The new yoga for people over fifties*. Health Communications, Inc., 1997.
IYENGAR, B. K. S. *Yoga – path to the holistic health*. DK Publishing.
KEMPTON, Sally. *Meditation for the love of it*. Sounds True.
MAHADEVAN, T. M. P. *Upanishads*. Motilal Banarsidass Publishers.
RAMAN, Dr. Krishna. *Yoga e medical science: FAQ*. East West Books Pvt. Ltd.
SILVA, Mira; MEHTA, Shyam. *Yoga Iyengar way*. Knopf Publishing Group.

Visite nosso site e conheça estes e outros lançamentos www.matrixeditora.com.br

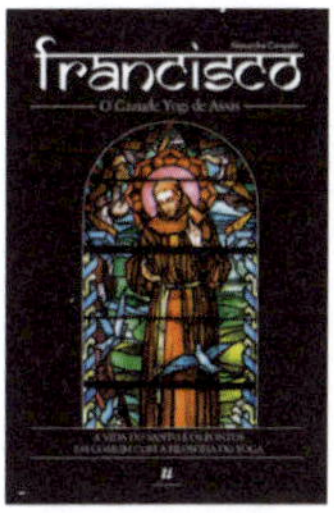

FRANCISCO, O GRANDE YOGI DE ASSIS
Alexandre Campelo

Muito já se falou e especulou sobre São Francisco de Assis, filho de um rico comerciante de tecidos que ainda jovem converteu-se à causa de Cristo e passou a viver conforme o Evangelho, na mais completa pobreza. Esta obra, no entanto, destaca-se por fazer um paralelo da vida de Assis com a dos grandes mestres yogis, com o intuito de resgatar a origem esotérica do cristianismo, revelando as intersecções existentes entre a vida e os ensinamentos de São Francisco de Assis e a vida e os ensinamentos dos grandes yogis devocionais da Índia.

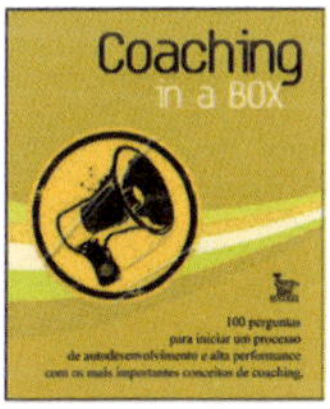

COACHING IN A BOX
Flávia Lippi

100 perguntas para iniciar um processo de autodesenvolvimento e alta performance com os mais importantes conceitos de coaching.
Um emocionante desafio para encontrar e desenvolver suas habilidades e potencialidades.

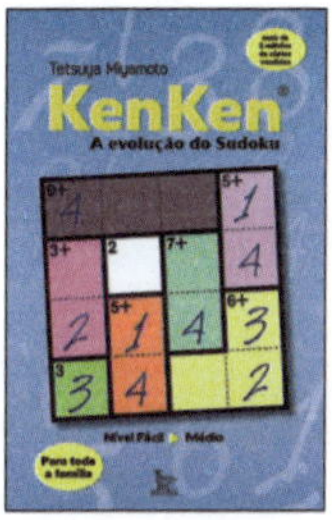

KENKEN - A EVOLUÇÃO DO SUDOKU
Tetsuya Miyamoto

Famoso por sua habilidade de ensinar Matemática aos seus alunos de forma criativa, por meio de jogos e desafios, Tetsuya Miyamoto inventou o KenKen. Os jogos foram publicados na *Reader's Digest* e no jornal *The New York Times*, entre outros, e em pouco tempo o KenKen se tornou mania no mundo inteiro. Agora é a vez do Brasil. Além de ser um passatempo agradável e divertido, é educativo – trata-se de uma ótima maneira de exercitar seu cérebro e aprimorar sua capacidade de raciocínio. Depois de resolver o primeiro quebra-cabeça, você não vai mais querer parar!

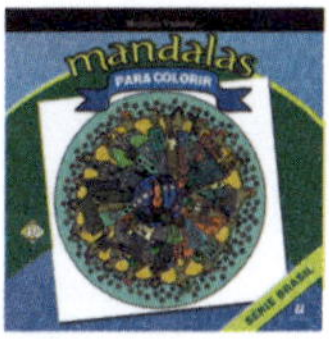

MANDALAS PARA COLORIR
Marinice Valletta

Os mandalas representam um instrumento de meditação para alcançarmos a paz interior. Também são utilizados como um jogo terapêutico, para executar uma reprogramação de nossos padrões. Esse conjunto de lâminas está à espera de seu toque pessoal para a conclusão de uma obra singular.

MATRIX